einfach laktosefrei leben

Julia Stüber

Design-Konzept, Layout, Illustration: Julia Stüber
Cover Milch: © kozzi.com / Sergey Nivens

1. Auflage, November 2016
ISBN: 1530628881
ISBN-13: 978-1530628889

Wichtiger Hinweis:
Die Methoden und Anregungen in diesem Buch stellen die Meinung und Erfahrungen der Autorin dar. Sie wurden von der Autorin nach bestem Wissen erstellt und mit größtmöglicher Sorgfalt geprüft. Sie bieten jedoch keinen Ersatz für kompetenten medizinischen Rat und können die Therapie durch einen ausgebildeten Arzt nicht ersetzen. Jeder Leserin und jeder Leser ist für das eigene Tun und Lassen auch weiterhin selbst verantwortlich. Die Autorin kann für eventuelle Nachteile oder Schäden, die aus den im Buch gegebenen praktischen Hinweisen resultieren, keine Haftung übernehmen.

Impressum:
einfach laktosefrei leben

Julia Stüber
Adalbert-Stifter-Str. 2
53721 Siegburg

info@einfach-laktosefrei-leben.de
www.einfach-laktosefrei-leben.de

Inhaltsverzeichnis

WILLKOMMEN!

Danke, dass Du dieses Buch gekauft hast.

Es wird Dir Schritt für Schritt helfen, Dich in Deinem neuen laktosefreien Leben zurecht zu finden.

Wir werden Deine Vorräte durchgehen, einkaufen und in einem Restaurant essen gehen. Du wirst lernen, wie man den Urlaub laktosefrei gestaltet und sogar einen Mini-Kurs im Schnell-Lesen machen.

Auf dieser Seite findest Du zudem nützliche Downloads, die Dir den Alltag erleichtern werden, z.B. den Spickzettel mit den verbotenen Zutaten als PDF-Datei und die eine Excel-Datei mit einem Laktasepreisvergleich:

www.einfach-laktosefrei-leben.de/downloads

LAKTOSE-INTOLERANZ – WAS IST DAS ÜBERHAUPT?

Als erstes musst Du verstehen, was eine Laktoseintoleranz überhaupt ist, wie sie zustande kommt und was der Unterschied zu einer Allergie ist.

Menschen mit einer „Laktose-Intoleranz" vertragen bestimmte Lebensmittel nicht. Diese Unverträglichkeit bezieht sich auf den in Milch vorkommenden Zucker, eben den Milchzucker (Laktose, auch Lactose).

Laktose ist ein Zweifachzucker, der mithilfe des Enzyms Laktase in Glukose (Traubenzucker) und Galaktose (Schleimzucker) aufgespalten wird. Fehlt dieses Enzym, kommt es nicht zu dieser Aufspaltung. Dann sind die Moleküle zu groß, um die Dünndarmschleimhaut zu passieren, und so gelangt die unverdaute Laktose in den Dickdarm. Dort wird sie von Bakterien zersetzt, die dabei Säuren und Gase (unter anderem Wasserstoff) produzieren. Es kommt zu unangenehmen Blähungen, Durchfall, Erbrechen usw. die manchmal erst nach Stunden auftreten.
Du kennst das ja bestimmt alles…

Laktose-Unverträglichkeit ist recht häufig. Aktuelle Schätzungen gehen von 15-25% der Bevölkerung in Deutschland aus. Global gesehen haben sogar 75% der Menschen eine Laktose-Intoleranz.

Eigentlich ist also die Laktose-Intoleranz der Normalzustand des menschlichen Körpers und diejenigen, die Laktose vertragen, nur Genmutationen. Denn ursprünglich besaßen nur Säuglinge und Kleinkinder die Fähigkeit, Laktose zu verdauen, weil sie sich von der Muttermilch ernähren. Durch die Entwöhnung von der

Muttermilch sinkt die Aktivität der Laktase, was übrigens auf alle Säugetiere zutrifft, nicht nur den Menschen!

In der Steinzeit waren alle Menschen noch laktoseintolerant. Aber da sich die Eigenschaft, Milch auch im Erwachsenenalter verdauen zu können, als positiv herausstellte, mutierten die Gene jener Bevölkerungsgruppen, die Landwirtschaft und vor allem Viehzucht und Milchwirtschaft betrieben. Mit der Globalisierung ändert sich jetzt natürlich einiges. Menschen aus Regionen mit hohem Laktose-Intoleranz-Anteil kommen verstärkt in Regionen, wo Menschen Laktose vertragen. Dies ist z.B. in den USA der Fall, wo viele Mexikaner leben und in Mischehen dann mehr Kinder mit einer Laktose-Intoleranz vorkommen. Ähnlich verhält es sich mit Japanern, Chinesen usw. Vielleicht ist das ein Grund, warum es immer mehr Fälle von Laktose-Intoleranz gibt.

Eine weitere Erklärung ist, dass unsere Nahrungsmittelindustrie in den letzten Jahrzehnten Milchzucker in immer größeren Maße eingesetzt hat, z.B. um eine besonders cremige Konsistenz von Streichwurst zu erreichen. Auch in Medikamenten ist Laktose ein beliebter Füllstoff. Dadurch haben wir, ohne es zu wissen, immer mehr Laktose zu uns genommen, bis es einfach zu viel wurde.

Aber auch das bessere Verständnis und ein stärkerer Fokus auf Nahrungsmittelunverträglichkeiten im Allgemeinen sind eine Erklärung, warum die Laktose-Intoleranz verstärkt auftritt – sie wird jetzt als solche erkannt!

Früher dachte man vielleicht, dass man einen sensiblen Magen oder gar einen Reizdarm hat. Jetzt weiß man, dass man eben keine Milch o.ä. verträgt.

Drei verschiedene Arten von Laktose-Intoleranz

Es gibt drei Arten von Laktose-Intoleranz: Den angeborenen Laktase-Mangel sowie die primäre und die sekundäre Laktose-Intoleranz:

Angeborener Laktase-Mangel
Bei dieser sehr seltenen Form, die durch einen Gen-Defekt verursacht wird, kann bereits das neugeborene Baby selbst die Muttermilch kaum oder nicht richtig verdauen. Einige Tage nach der Geburt treten starke Durchfälle beim Baby auf, und es muss mit spezieller Nahrung gefüttert werden.

Primäre Laktose-Intoleranz
Dies ist der oben beschriebene Normalzustand, der bei Menschen auftritt, die eben nicht die Gen-Mutation besitzen und die nach dem Säuglingsalter die Fähigkeit verlieren, Milch zu verdauen. Das

kann im Alter von 2 Jahren, 20 oder erst mit 40 auftreten. Außerdem produzieren selbst Menschen, die die Gen-Mutation in sich tragen, mit der Zeit immer weniger Laktase. Besonders bei den über 60-jährigen nimmt die Fähigkeit dramatisch ab, Milchprodukte verdauen zu können.

Diese Form der Laktose-Intoleranz kann mit einem Gen-Test festgestellt werden. Dabei bedeutet ein positiver Test allerdings nicht sofort, dass man bereits Probleme nach der Aufnahme von Laktose hat, sondern dass einem lediglich die Genmutation fehlt. Erst wenn nach dem Verzehr von Milch oder Milchprodukten Bauchkrämpfe, Durchfälle, Blähungen usw. auftreten, sollte man auch einen Gentest machen, um so festzustellen, ob man eine primäre oder eine sekundäre Laktose-Intoleranz hat.

Sekundäre Laktose-Intoleranz

Eine sekundäre Laktose-Intoleranz kann viele Gründe haben, z.B. eine Erkran kung des Verdauungssystems, bei der die laktaseproduzierenden Zellen vorübergehend ihre Arbeit einstellen. Aber auch Magen-Darm-Entzündungen, chronische Darmerkrankungen, Zöliakie (Gluten-Unverträglichkeit), sowie eine Chemotherapie, Mangelernährung und chronischer Alkoholmissbrauch können Gründe für eine Laktose-Intoleranz sein.

Wenn Du den Verdacht hast, dass einer dieser Gründe auch auf Dich zutreffen könnte, sprich bitte mit Deinem Arzt. Denn wenn eine Laktose-Intoleranz bei Dir festgestellt wurde, Du aber an einer chronischen Darmerkrankung leidest, muss diese festgestellt (und ausgeschlossen) werden, damit die Ursache des Problems angegangen werden kann.

WAS IST LAKTOSE- INTOLERANZ NICHT?

Laktose-Intoleranz gilt nicht als Krankheit. Allerdings gilt dies nur für die primäre Form. Denn bei dieser fehlt ja nur die Gen-Mutation, die die Fähigkeit zur Verdauung von Laktose auch im Erwachsenenalter erhält.

Immer wieder kämpfen Laktose-Intolerante darum, den Mehraufwand für ihre Ernährung entweder von der Krankenkasse angerechnet zu bekommen oder steuerlich absetzen zu können.

Da die primäre Laktose-Intoleranz aber eben keine Krankheit ist, wird dies noch ein schwieriger Kampf werden, vor allem, weil die Unterscheidung zwischen den beiden Formen noch nicht sehr bekannt ist.

Außerdem wirst Du immer wieder den Begriff „Laktose-Allergie" lesen und hören, selbst in renommierten Zeitungen. Für jemanden, der sich nie mit Allergien und/ oder Unverträglichkeiten auseinander setzen musste, ist die Unterscheidung auch schwierig oder erscheint als unwichtig. Auf beide muss im Ernstfall unterschiedlich reagiert werden!

Laktose-Intoleranz vs. Milcheiweiß-Allergie

Menschen mit einer Laktose-Intoleranz fehlt das Enzym Laktase, so dass wir den Milchzucker nicht richtig verdauen können. Wir bekommen Durchfall, Blähungen, Erbrechen. Manchmal kann die Reaktion sogar einige Stunden auf sich warten lassen.

Ganz anders ist es bei der Milcheiweiß- oder Kuhmilchallergie. Vor allem sind Kinder unter zwei Jahren davon betroffen (ca. 1,6 % bis 2,8 %). Bei Erwachsenen kommt diese Allergie weitaus seltener vor. Das Immunsystem reagiert aktiv auf ein bestimmtes Allergen – bei einer Milch-Allergie sind es die Eiweiße oder auch nur Teile davon (z.B. Caseine oder Lactalbumin).

Bei einem Verdacht auf eine Milcheiweiß-Allergie kann ein Bluttest oder RAST-Test (Radio-Allergo-Sorbent-Test) gemacht werden – bei beiden muss zum Glück nur einmal Blut abgegeben werden. Diese Tests können auch bei Säuglingen durchgeführt werden. Dabei wird beobachtet, wie das Blut auf bestimmte Allergene reagiert.

Allerdings sollte man dabei im Hinterkopf behalten, dass die auf diese Weise festgestellte Allergie nicht unbedingt ihr Auslöser sein muss und ein anderer Stoff die Ursache ist.
Die sicherste Methode ist deshalb, über das Weglassen und schrittweise wieder Einführen von möglichen Allergenen den Täter zu überführen.

Die Milch-Allergie ist schwieriger in der Handhabung als eine Laktose-Intoleranz. Kuhmilch muss absolut gemieden werden, auch die laktosereduzierten Produkte. Anders als bei der Laktose-Intoleranz sind Ziegen- und Schafsmilchprodukte jedoch nicht allen Allergikern verboten.

Hier kommt es sehr darauf an, welches spezielle Eiweiß die Reaktion auslöst.

Daher muss jeder Allergiker herausfinden, ob er die Milch von anderen Tieren als der Kuh verträgt: die Milch von Ziegen und Schafen enthält fast genauso viel Laktose wie Kuhmilch, allerdings ist das Lactalbumin-Eiweiß anders beschaffen.

Nimmt ein Mensch mit einer Milch-Allergie das Allergen zu sich, werden sofort Antikörper ausgeschüttet. Dabei kann die Reaktion innerhalb von wenigen Minuten auftreten und unter Umständen sogar tödlich sein, wenn es zum allergischen Schock kommt und keine Gegenmaßnahmen ergriffen werden. Diese Gegenmaßnahmen sind die klassischen wie bei jeder Allergie: Einnahme von Anti-Allergenen Mitteln, eventuell ein Asthma-Spray oder im schlimmsten Falle Adrenalin spritzen.

Das ist zum Glück bei einer Laktose-Intoleranz nicht notwendig und würde auch nichts bringen. Du kannst lediglich versuchen, mit ein paar Mitteln gegen die Übelkeit und den Durchfall anzugehen, die Reaktion kannst Du jedoch nur abmildern und dann aushalten. Aber immerhin: Du musst nur ganz selten deswegen einen Notarzt rufen.

Gibt es eine Heilung?

Leider existiert keine Tablette, die Deine Laktose-Intoleranz wieder verschwinden lässt. Es gibt zwar Laktase-Tabletten, aber die sollten Dir nur in Ausnahmefälle helfen, mal etwas mit Laktose essen können – dazu später mehr.

Es gibt zunächst auch leider keine eindeutige Antwort, ob Deine Laktose-Intoleranz heilbar ist oder nicht, denn zuerst muss der Grund für die Laktose-Intoleranz festgestellt werden:
Wenn Du eine primäre Laktose-Intoleranz hast, dann ist die Antwort eindeutig: nein, es gibt keine Heilung.

Wenn Du eine sekundäre Laktose-Intoleranz hast, musst Du mit dem Arzt die Gründe dafür klären. Denn wenn es sich um eine Darmerkrankung handelt, kann es sein, dass ihre Behandlung gleichzeitig auch die Laktose-Intoleranz „heilt“.

Es gibt auch Menschen, die 2-3 Jahre komplett auf sämtliche Milchprodukte verzichtet haben und danach wieder ganz normal Milch verdauen konnten. Manche schwören auf Probiotika, andere stellen in der Schwangerschaft oder danach fest, dass sie Laktose wieder vertragen können.

Platz für Notizen

WAS WIRD IN DEINEM LEBEN JETZT ANDERS?

Mit der Diagnose Laktose-Intoleranz ändert sich einiges in Deinem Leben. Du wirst Dir zum Beispiel nicht mehr einfach einen Schokoriegel kaufen, einen Cheeseburger genehmigen oder eine Pizza bestellen können.
Auf der anderen Seite wirst Du sehr viel bewusster mit Deiner Ernährung umzugehen lernen.

Im ersten Moment hast Du vielleicht angenommen, dass Du jetzt gar nichts mehr mit Milch essen darfst. Aber das stimmt natürlich nicht.

Zum einen gibt es mittlerweile sehr gute Laktose reduzierte, bzw. laktosefreie Lebensmittel, aber auch komplett milchfreie Alternativen. Dazu später mehr im Kapitel Laktosefreie Produkte.

Auf der anderen Seite kann es sein, dass Du noch geringe Mengen an Laktose verträgst. Dies musst Du aber selber für Dich austesten. Und zu guter Letzt gibt es noch Laktase-Tabletten, die Dir helfen, Speisen mit Milch zu verdauen. Auch dazu später in dem Kapitel Laktase-Präparate mehr.

Wie erkläre ich es meiner Familie und Freunden?

Die Ernährungsumstellung ist nur ein Problem. Es kommt noch eine weitere Herausforderung auf Dich zu: Deiner Familie und Freunden klar zu machen, welche Veränderungen da auf sie zu kommen und warum.

Menschen, die nicht von Nahrungsmittelunverträglichkeiten oder Allergien betroffen sind, haben sich noch nie Gedanken darüber gemacht, was das bedeutet und wie man sich dabei fühlt.

Deshalb: Spare nicht mit den Details.

Du verzichtest nicht auf die wunderbare Sahnetorte Deiner Schwiegermutter beim Sonntagskaffee, um sie zu verärgern, sondern weil es Dir danach schlecht geht, Du schmerzhafte Krämpfe hast, Durchfall bekommst oder Dich übergeben musst. Sag ihr das genau so! So wird sie es verstehen.

Gleiches gilt für Deine Kinder. Auch kleine Kinder sind in der Lage zu begreifen, dass es Dir schlecht geht, wenn Du den Schokoriegel von ihnen isst.

Mein Sohn ist zwar immer wieder enttäuscht gewesen, wenn ich seinen liebevollen Versuch, mich mit seinem Joghurt zu füttern, ablehnen muss. Aber selbst mit knapp zwei Jahren hat er angefangen zu begreifen, dass ich nicht ihn ablehne, sondern nur dieses Essen.

Ebenso ist es mit Einladungen von Freunden zum Essen: sag schon bei der Einladung, dass Du eine Laktose-Intoleranz hast. Ich biete immer an, dass ich mir selber etwas mitbringe oder ihnen die laktosefreien Produkte zur Verfügung stelle, falls sie doch für mich kochen möchten oder ich ihnen zumindest genau sage, was sie kaufen können oder nicht. Du kannst ihnen auch den Spickzettel geben. Mittlerweile kennen sich einige meiner Freunde fast genauso gut aus bei den laktosefreien Produkten wie ich.

Ganz wichtig: Wenn sich Deine Freunde die Arbeit

machen, extra für Dich zu kochen, dann würdige dies. Bedanke Dich oder bringe ein paar Blumen oder ähnliches mit. Denn es ist keine Selbstverständlichkeit, sich eine solche Mühe zu machen.

Eine weitere Hürde ist das Zusammenleben mit Laktose-Toleranten. Hier gibt es mehrere Formen:

Zum Beispiel kannst Du einen getrennten Süßigkeitenschrank einrichten, so dass für deinen Partner und Kinder klar ist, dass dies Deine (teuren) Schokoladen sind.

Beim Kochen ist es etwas schwieriger. Aber da es sehr umständlich und auch viel zu aufwändig ist, ein Gericht einmal laktosehaltig und einmal laktosefrei zu kochen, kocht es einfach ohne Laktose bzw. mit laktosearmen Zutaten.

Wichtig ist dann, dass Dein Partner und Kinder immer noch genügend laktosehaltige Speisen zu sich nehmen. Bei uns sind so alle gekochten Speisen laktosefrei, aber beim Joghurt, dem Schoko-Aufstrich oder beim Nachtisch und sogar bei der Milch in den Kaffee gibt es dann zwei Varianten.

Zwei Wochen Pause für den Darm

Nachdem ich die Diagnose Laktose-Intoleranz bekommen habe, wurde mir in der Arztpraxis geraten, dass ich mich zwei Wochen lang vollkommen milchfrei ernähren, d.h. auch keine laktosereduzierten Produkte zu mir nehmen sollte. So hatte mein Darm die Chance, sich zu erholen und eventuelle Entzündungen Zeit, wieder abzuklingen. Ich habe in diesen beiden Wochen Heilerde zu mir genommen, was mir sehr geholfen hat. Aber ich kann/darf/will hier keinen medizinischen Rat geben, sondern nur auf die Möglichkeit hinweisen. Sprich mit Deinem Arzt darüber!

Diese zwei milchfreien Wochen waren wirklich echt schwierig, aber die 14 Tage taten mir und meinem Körper sehr gut und halfen mir auch, mit der neuen Situation zurechtzukommen.

Testen, testen, testen

Nach den zwei milchfreien Wochen habe ich vorsichtig wieder einzelne Milchprodukte ausprobiert, z.B. Butter und Joghurt. Butter hat durch die Verarbeitungsart einen geringen Laktosegehalt, bei Joghurt bauen die Joghurt-Kulturen die Laktose zu einem gewissen Grad ab, so dass man beides eventuell wieder verträgt.

Falls Du ebenfalls so vorgehen möchtest: nimm Dir immer nur ein Lebensmittel vor, damit Du auch genau weißt, was Du noch verträgst und mach Dir eine Liste, was Du getestet hast und mit welchem Ergebnis!

Du kannst auch probieren, ob Du Joghurt zusammen mit Müsli besser verträgst, denn häufig ist es so, dass der Körper mit der Laktose besser klarkommt, wenn sie mit anderen Speisen verzehrt wird.

Ich vertrage z.B. gar keinen normalen Joghurt mehr, obwohl ich Bio-Joghurt noch sehr lange essen konnte. Dafür kann ich aber über den Tag verteilt drei Celebration-Bonbons essen, ohne dass ich Probleme bekomme. Laktose-Intoleranz kann manchmal merkwürdig sein, und leider hilft nur testen, testen, testen...

Sei bitte nicht entmutigt, wenn Du dann doch mal zu viel Laktose erwischt hast und es Dir ein paar Stunden dreckig geht. Solche Rückschläge gehören leider dazu und passieren immer wieder. Aber sie werden seltener und Du wirst merken, dass es Dir in den nächsten Wochen immer besser gehen wird.

Warum nicht ganz auf Laktose verzichten, fragst Du jetzt vielleicht. Abgesehen davon, dass es wirklich schwierig ist, komplett laktosefrei zu leben (außer Du bist Veganer oder ernährst Dich nach Paleo und bist schon daran gewöhnt), kannst Du Dir so die

Fähigkeit erhalten, noch ein wenig Laktase zu produzieren. Dein Darm muss in Übung bleiben, sonst wird er faul und stellt immer weniger Laktase her – und Du verträgst immer weniger Laktose. Es ist ein wahrer Balance-Akt, aber Du wirst vielleicht das Glück haben, noch Butter zu vertragen – und glaube mir, dass macht den Kauf von belegten Brötchen sehr viel einfacher.

Achte außerdem darauf, dass Du laktosehaltige Speisen über den Tag verteilt isst, und nicht alles auf einmal, auch so wird sie besser vertragen. Würde ich z.B. die Celebration-Bonbons auf einmal essen, ginge es mir innerhalb einer halben Stunde sehr übel…

Denk an das Kalzium

Falls Du Dich entscheidest, weniger Milchprodukte zu Dir zu nehmen, musst Du daran denken, Deinen täglichen Calciumbedarf über andere Nahrungsmittel zu decken! Die aktuelle Empfehlung für Deutschland liegt für die 19-65-jährigen bei 1.000 mg Kalzium pro Tag.

Kalzium ist wichtig für den Knochenbau bzw. senkt es das Risiko später an Osteoporose zu erkranken. 200 ml Milch oder 2 Scheiben Hartkäse oder 200 g Joghurt pro Tag reichen bereits dafür aus. Auch gibt es Mineralwasser mit einem sehr hohen Kalziumgehalt, z. B. von Rosbacher mit über 200 mg Kalzium pro Liter oder Ensinger Sport mit 528 mg

Kalzium pro Liter. Die Sojamilch von Alpro enthält ebenfalls Kalzium, hier sind es jedoch nur 120 mg/l.

Dies sind weitere Lebensmittel mit einem hohen Kalziumgehalt:

- Sesam (bis zu 1000 mg / 100 g)
- Mandeln, Haselnüsse, Grünkohl, Petersilie, Leinsamen, Amaranth, Sojabohnen (bis zu 500 mg / 100 g)
- Pistazien, Walnüsse, Oliven, Gartenbohnen, Kichererbsen, Meerrettich, Schnittlauch, Mangold, Rucola, Tofu, Sprotten, Garnelen, Barsche (bis zu 200 mg/100 g)

Ich habe allerdings bei mir festgestellt, dass ich seit der Diagnose wieder mehr Milch zu mir nehme, einfach weil ich die laktosearmen und laktosefreien Milchprodukte so gut vertrage. So ein Glas frische Vollmilch ist plötzlich wieder ein Hochgenuss!

Tipp: Lass einmal im Jahr den Kalziumgehalt in Deinem Blut bei Deinem Hausarzt prüfen.

Falls Du schwanger bist oder stillst, solltest Du ihn ebenfalls prüfen lassen. Besprich dann mit Deinem Arzt, ob Du zusätzliches Kalzium einnehmen solltest und in welcher Form.

DIE LAKTOSEFREIE KÜCHE

In der Küche versteckt sich die meiste Laktose. Von den Milchprodukten im Kühlschrank, über Bonbons bis zu Brotaufstrichen, überall Laktose!
Du musst allerdings nicht alles wegwerfen. Wenn Du im Selbsttest feststellst, dass Du Butter oder Joghurt noch verträgst, dann lass sie im Kühlschrank. Wenn Du mit mehreren Personen im Haushalt lebst, können diese Deine laktosehaltigen Produkte aufbrauchen.

Die Lagerung von laktosefreien Lebensmitteln

Anders als zum Beispiel bei der Gluten-Unverträglichkeit, bei der glutenhaltiges Mehl noch nicht mal im selben Fach wie glutenfreies stehen sollte, kannst Du ohne Bedenken laktosehaltige und laktosefreie Produkte nebeneinander lagern:

Laktose „wandert“ nicht.

Käse kannst Du z.B. aufeinander und Schokoladentafeln in der gleichen Schublade legen. Das macht die Lagerung von Produkten und den Umgang mit der Laktose-Intoleranz sehr einfach.

Wundere Dich nicht, wenn ich versuche, hier so wenig wie möglich konkrete Produkte zu nennen: Dies geschieht aus dem einfachen Grund, dass sich Produktzusammenstellungen ändern und plötzlich Laktose in Produkten drin ist, die vorher nicht drin war oder andersherum.

Wichtig ist, dass Du Dich daran gewöhnst, wirklich immer die Packungen zu lesen. Im letzten Jahr habe ich zweimal nicht darauf geachtet, was ich in den Vorratsschrank eingeräumt habe und Peng! Es war laktosehaltig, was ich leider erst gemerkt habe, als ich aufs Klo rennen musste.

Also: Lies alles, bevor Du es isst!
Aber auf welche Begriffe musst Du achten?

Stopp-Wörter

Dies sind die Wörter, auf die Du ab sofort bei Lebensmitteln achten musst. Diese Liste ist sehr lang, aber an sich logisch. Druck den Spickzettel aus (der Link steht auf Seite 8!), und mach ihn an Deinem Kühlschrank fest, Du wirst sie noch sehr oft brauchen. Wenn es Dich tröstet: bald hast Du die Begriffe eh im Kopf! Noch ein Wort zum Milchprotein oder Milcheiweiß. Dieses sollte laktosefrei sein, da es ja nur noch das reine Eiweiß ist. Aber Du kannst Dir nie 100 % sicher sein, weshalb ich da immer sehr vorsichtig bin.Butter

- Buttermilch/Buttermilchpulver
- Creme Double
- Creme Fraiche
- Dickmilch
- E966 (Laktit)
- Entrahmte Milch
- Frischkäse
- Joghurt/Joghurtpulver
- Kaffeesahne
- Käse
- Kefir/Kefirpulver
- Kondensmilch
- Lactose
- Lactose 1H2O / Monohydrat
- Lactose-Monohydrat

- Laktose
- Milch / Vollmilch / Magermilch
- Milcherzeugnis
- Milchfett
- Milchpulver / Vollmilchpulver / Magermilchpulver
- Milchzubereitung
- Milchzucker
- Molke / Süßmolke / Sauermolke
- Molkenerzeugnis
- Molkenpulver / Süßmolkenpulver / Sauermolkenpulver
- Quark / Topfen
- Rahm
- Rohmilch
- Sahne / Süße Sahne / Saure Sahne
- Sahnepulver
- Schmand

Den Spickzettel kannst Du Dir auch hier herunterladen: www.einfach-laktosefrei-leben.de / downloads

Butter vs Butterreinfett

Vielleicht ist Dir schon aufgefallen, dass in dieser Auflistung das Butterfett, Butterreinfett und Butterschmalz fehlen. Das hat einen sehr guten Grund:

Denn Butterreinfett bzw. Butterfett ist laktosefrei, im Gegensatz zu Butter.

Für die industrielle Gewinnung von Butterreinfett wird aus Butter das enthaltene Wasser, Milcheiweiß und Milchzucker entfernt. Dafür wird Butter bei 40 bis 60 °C geschmolzen und in einer Zentrifuge Wasser, Milcheiweiß und Milchzucker abgetrennt. Je nachdem, wie viel Wasser noch enthalten ist, oder ob weitere Stoffe wie Carotin hinzugefügt wird, spricht man von Butterfett oder Butterreinfett.

Doch egal ob es sich um Butterfett, Butterschmalz oder Butterreinfett handelt, alles ist laktosefrei. Eventuell findest Du auch in Bio-Supermärkten oder asiatischen Läden „Ghee" – nach der EU-Butterschmalz-Verordnung 429/90 (die heißt wirklich so!) ist dies nichts anderes als Butterschmalz.

Das scheint Dir vielleicht jetzt noch nicht wichtig, aber durch dieses Wissen hast Du plötzlich eine viel größere Auswahl an Lebensmitteln. Oder hättest Du gedacht, dass Du noch mal ohne Probleme „Butterspekulatius" essen kannst?

Spuren von...

Du wirst auf allen möglichen Packungen den Hinweis „Enthält Spuren von Milch“ oder „Kann Spuren von Milch enthalten“ in diesen oder anderen Formulierungen finden.

Dies dient vor allem den Herstellern als gesetzliche Absicherung, sollte es doch zu einer allergischen Reaktion kommen. Wichtig ist dabei das Wort „allergisch“.

Du bist ja nicht allergisch gegen Milch, sondern verträgst nur den Milchzucker nicht. Natürlich musst Du für Dich austesten, ob diese (möglichen) Spuren von Milch Auswirkungen auf Deine Gesundheit haben, die allermeisten Menschen mit Laktose-Intoleranz haben jedoch kein Problem damit.

Die Suche nach der Laktose

Jetzt, wo Du weißt, worauf Du genau achten musst, können wir Deine Lebensmittel durchschauen.

Erster Punkt: Dein **Kühlschrank**. Alle üblichen **Milchprodukte** sind für Dich erstmal gestrichen, siehe auch die Liste mit den Stopp-Wörtern. Keine Sahne mehr, keine Butter, kein Joghurt, keine Milch oder Milchmischgetränke. Aber die Laktose versteckt sich gemeinerweise auch in Produkten, in denen man sie nicht vermuten würde. Es gibt zum Beispiel Margarinen, die Laktose, wenn auch nur wenig, enthalten!

Auch **Fleischwaren** wie Leberwurst, Würstchen, Schinken und paniertes Fleisch oder Fisch können Milchzucker enthalten. Lies am Besten die Inhaltsstoffe aller Deiner Vorräte im Kühlschrank durch, denn einzig sicher kannst Du Dir nur bei Selbstgemachten (wie Marmelade) oder unverarbeiteten Lebensmitteln wie Obst, Gemüse und rohem Fleisch sein.

Keine Sorge, die meisten Produkte gibt es in einer laktosefreien Variante, Du wirst also nicht auf die Milch im Kaffee oder den morgendlichen Joghurt verzichten müssen. Außerdem kann es ja auch sein, dass Du z.B. noch Joghurt oder Butter in Maßen verträgst.

Halt, nicht den **Käse** wegwerfen! Trotz Laktose-Intoleranz ist die Welt des Käses nicht verschlossen für Dich. Denn bei der Reifung von Käse wird die Laktose, also der Milchzucker, von den Milchsäurebakterien in Milchsäure umgewandelt.

Dabei lautet die Faustformel:
Je älter ein Käse ist, desto weniger Laktose enthält er noch.

Wenn Du also Käsesorten im Kühlschrank hast, die älter als ein Jahr sind, kannst Du die meisten ohne Probleme essen, denn sie enthalten so gut wie keine Laktose mehr. So kann z.B. der Parmesan im Kühlschrank bleiben.

Wenn Du verpackten Käse hast, schau bitte auf die Nährwerttabelle. Wenn dort < 0,1 g oder 0 g Kohlenhydrate pro 100 g steht, gilt dieser gemäß der deutschen Auffassung als laktosefrei, denn Laktose ist Milchzucker und somit ein Kohlenhydrat!

Hartkäse ist dabei besonders häufig laktosefrei, da die meiste Laktose während der Reifung abgebaut wird.

Mehr zum Thema Käse findest Du auch in dem Kapitel „Einkaufen gehen".

Auch im **Tiefkühler** versteckt sich Laktose: Selbst tiefgefrorenes Gemüse kann Butter enthalten. Und in Milcheis ist natürlich Milch in der ein oder anderen Form. Doch auch Fruchteis kann Milch enthalten. Vorsicht ist auch bei tiefgekühlten Fertiggerichten geboten, ebenso natürlich in Kuchen und Torten.

Zum Glück gibt es mittlerweile einige Tiefkühlgerichte wie die laktosefreie Pizzen von Wagner oder die gluten- und laktosefreien Pizzen von Schär, aber ich habe sie nur für den Notfall im Hause, da ich mich wegen der Laktose-Intoleranz so sehr ans frische Kochen gewöhnt habe.

Leider enthalten die meisten **Fertiggerichte** Laktose. Auch fertiges Kartoffelpüree, Würzmischungen und Fertigsaucen sind meist nicht frei von Milch. Gewöhne Dich am Besten an frisch zubereitetes Essen, dann schmecken Dir Fertiggerichte gar nicht mehr.

Die wenigsten **Konserven** enthalten Milchzucker, da er keinen Einfluss auf die Lagerfähigkeit hat. Trotzdem solltest Du zumindest bei diesem großen Check Dir auch Deine Konserven mal anschauen, vielleicht sind ja auch einige schon abgelaufen...

Auf den ersten Blick scheinen Getränke einfach zu sein. Klar, Säfte, Kaffee und Tee sind laktosefrei, denkt man. Das ist aber nicht so: Aromatisierten Tees können Aromen auf Milchbasis beinhalten, dies muss auf der Packung deklariert sein. Meistens ist auch nur eine so kleine Menge enthalten, dass es zu keinen Problemen kommen sollte. Sortenreine Tees sowie schwarzer und grüner Tee sind aber kein Problem.

Reines Kaffeepulver und Kaffeebohnen enthalten keine Milchbestandteile. Aber bei Kaffeemischungen aus dem Tütchen, wie z.B. Cappuccino, ist sehr häufig Laktose drin. Achte auch darauf, ob Du eventuell Kaffeepads oder -kapseln hast, in denen Milch drin ist.

Reine Säfte enthalten ebenso keine Laktose, allerdings kann das bei Saftmischungen, Smoothies u.ä. auch wieder anders sein. Also: alles durchlesen! Fanta, Sprite, 7up, Cola und wie sie alle heißen, enthält keine Laktose. Aber ich habe schon mal Laktose in merkwürdigen alternativen Limonaden gefunden, also auch hier: Augen auf und lieber zehnmal zu oft draufgeschaut als einmal zu wenig.

Was für Dich jetzt natürlich wegfällt, sind Müllermilch und ähnliches, **Molkegetränke**, Kakaogetränke, fertige Kaffees aus dem Kühlregal und Sahneliköre - zumindest die nicht als laktosefrei gekennzeichneten Varianten.

Flüssiger **Süßstoff** ist zum Glück meistens laktosefrei. Süßstofftabletten können jedoch je nach Marke Laktose enthalten. Verzichte lieber auf sie und suche nach einer laktosefreien Variante (witzigerweise sind das meist die Eigenmarken der Supermärkte).

Auf abgepacktem **Brot** aus dem Supermarkt muss auf der Verpackung die Inhaltsstoffe angegeben sein. Anders sieht es beim Bäcker aus. Da die Ware ‚offen' ist, muss er Dir keine Liste mit Inhaltsstoffen mitgeben - allerdings muss ab spätestens Dezember 2014 eine Liste einsehbar sein.

Normale weiße Brötchen sollten aber kein Problem sein, während Milchbrötchen oder ein Weckmann Milch enthalten. Auch Brezeln, helle Brote, Kuchen und Torten enthalten häufig Milch. Wenn Du Dir nicht sicher bist, iss es lieber nicht! Wie Du Dich beim Bäcker zurecht findest, folgt im Kapitel „In der Bäckerei".

Achte auch darauf, ob Dein Knäckebrot und Dein Zwieback Milchzucker in der ein oder anderen Form enthält. Auch Backmischungen sind häufig „verseucht". Ebenso ist es bei Keksen. Es gibt nur ganz wenige Ausnahmen, auf denen nicht erwähnt wird, dass sie laktosefrei sind, obwohl sie es doch sind. Diese stelle ich immer mal wieder in meinem Blog vor: http://www.einfach-laktosefrei-leben.de/

Bei **Chips** und anderem Knabberkram ist es ebenfalls wichtig, sich die Inhaltsliste durchzulesen, denn sehr häufig ist dort Milchzucker versteckt – in Salzstangen hätte ich ihn zum Beispiel nie vermutet, aber auch solche Packungen habe ich schon gefunden. Allerdings fangen die Firmen an, umzudenken, und es gibt tatsächlich einige, die auf ihre Packungen „laktosefrei" schreiben. Das macht Dir und mir natürlich das Einkaufen sehr viel einfacher.

Honig, Marmelade, Zuckerrübensirup und Erdnussbutter sollten grundsätzlich laktosefrei sein. Vorsicht allerdings bei Schoko-Aufstrichen, diese enthalten fast immer Laktose! Auch in vegetarischen Aufstrichen kann Milch drin sein, ebenso in Leber- und Teewurst. Ich wiederhole mich: Erst lesen, dann essen!

Leider ist in vielen **Müslis** und Cerealien Milchzucker zu finden. Ich habe das zwar nie so ganz verstanden, da diese Produkte ja meistens eh noch in Milch kommen, aber es ist nun mal so. Zum Glück gibt es aber auch hier laktosefreie Varianten, dazu dann mehr im Kapitel Einkaufen gehen.

Die schlechte Nachricht: ein Großteil der **Süßigkeiten** enthält Laktose! Vollmilchschokolade, Joghurtdrops und Sahnebonbons sind leicht zu erkennen.

Ganz anders sieht das leider bei Fruchtbonbons aus. In Nimm2 findest Du tatsächlich „gezuckerte, kondensierte Magermilch, Molkenerzeugnis". Selbst in ‚reinen' Marzipanprodukten kann Laktose enthalten sein.

Dummerweise kann man sich auch nicht einfach auf Zartbitterschokolade verlassen, denn je nach Hersteller ist immer noch irgendein Milcherzeugnis drin. Wenn Du einen Vorratsschrank mit Süßigkeiten besitzt, hilft es alles nicht: räume ihn aus und fahnde nach der Laktose!

Platz für Notizen

MEDIKAMENTE

Wie viele andere Menschen hast auch Du wahrscheinlich ein Sammelsurium an Medikamenten in einem Zustand irgendwo zwischen Ordnung und Chaos. Jetzt ist also ein guter Zeitpunkt, hier ein wenig Systematik reinzubringen und abgelaufene Medikamente zu entsorgen.

Was hat Laktose in Medikamenten zu suchen? Laktose ist ein billiges Bindemittel um den Wirkstoff zu transportieren und zu stabilisieren, so dass sie in vielen Dragees und Tabletten zu finden ist.

Die Menge der enthaltenen Laktose schwankt natürlich von Tablette zu Tablette, in der Regel sind selten mehr als 200mg Milchzucker enthalten. Leider muss ich aus eigener Erfahrung sagen, dass bei mir selbst eine kleine Tablette ausreicht, um Probleme zu verursachen.

Wichtig ist, für Dich herauszufinden, ob und wie viel Du eventuell von laktosehaltigen Medikamenten noch verträgst – besonders, wenn Du die Pille nimmst.

Tipp: Falls Du die Beipackzettel weggeworfen hast, kannst Du online nach ihnen suchen. Entweder Du gibst in Google den Namen und Hersteller ein oder benutzt diese Medikamentensuche:
http://www.onmeda.de/medikamente/medikamente.html
Wichtig ist dabei dann der Link zu den „Sonstigen Bestandteilen".

Tipp: Auf dieser Seite findest Du eine fast vollständige Liste mit laktosefreien Medikamenten:
http://www.ohne-milchzucker.de/produkte/medikamente

Zwei Medikamentenarten möchte ich noch herausstellen:

Perenterol:
Kennst Du diese Kapseln gegen Durchfall? Ich habe mich immer gewundert, warum mir so schlecht davon wurde. Dann schaute ich auf den Beipackzettel und kam aus dem Staunen nicht mehr heraus: Warum ist in Kapseln, die gegen Durchfall helfen sollen, Laktose enthalten? Denn Milchzucker wird je nach Dosis von Menschen ohne Laktose-Intoleranz als mildes Abführmittel benutzt.

Homöopathie und Schüssler-Salze:

Homöopathische Mittel und Schüsslersalze gibt es in mehreren Darreichungsformen: als Tropfen, als Globuli und als Tabletten.

Tropfen:
Die Tropfen sind meistens auf Alkoholbasis und deshalb für Kinder nicht geeignet. Hier habe ich noch keine laktosehaltigen Präparate gefunden.

Globuli:
Die sogenannten Globuli - also kleine Kügelchen - bestehen bei den Einzelmitteln aus Saccharose, also reinem Haushaltzucker. Die Mittel von der DHU sind immer auf Saccharose als Zucker-Basis und deshalb bei Laktoseintoleranz geeignet.

Vorsichtig muss man allerdings bei Komplexmitteln sein sein. Von Wala gibt es etliche Komplexmittel, die Laktose enthalten, aber eben nicht alle. Hier muss man dem Apotheker sagen, dass er jedes Mal auf die Inhaltsstoffe schauen muss.

Tabletten:
Die meisten Komplexmittel - also Mittel z.B. gegen Heuschnupfen oder Erkältungen, die aus mehreren Wirkstoffen gemischt wurden - werden in Tablettenform verabreicht. Bei den Tabletten gibt es mittlerweile auch laktosefreie Varianten, daher immer nachfragen!

Schüsslersalze:

Als ich vor Jahren anfing, mich mit Schüsslersalzen zu beschäftigen, gab es noch keine laktose- und glutenfreien Tabletten. Mit ein wenig Recherche habe ich damals die Firma Schuck-Mineral gefunden, die die Schüsslersalze in Globuli-Form anbieten:
http://www.schuckmineral.de/die-12-schuckmineral-globuli/
Auch die DHU hat jetzt neu die Schüsslersalze laktosefreie Globuli Variante herausgebracht.

LAKTOSEFREIE PRODUKTE

Nachdem Dein Leben nun laktosefrei ist, beschäftigen wir uns jetzt mit einem angenehmeren Teil: dem Entdecken der laktosefreien Produkten! Glücklicherweise gibt es mittlerweile eine Riesenproduktauswahl an laktosefreien Lebensmitteln.

Als ich 2009 mit meinem Blog anfing, sah es noch relativ düster aus: es gab zwar Milch und den ein oder anderen Joghurt, aber die große Vielfalt, die wir heute haben, hat sich erst seitdem entwickelt.

Man findet wirklich fast alles, von der Kaffeesahne, Sprühsahne und Kochsahne über Sahne-Hering, Kartoffelsalat und mehreren Tiefkühlpizzen bis zu verschiedenen Eissorten und sogar Pralinen!

Da es mittlerweile einige Hersteller mit sehr vielen Produkten gibt und laufend neue Produkte dazu kommen, verzichte ich darauf, jedes einzelne Produkt aufzuführen.

Stattdessen findest Du bei jedem Hersteller den Link zu deren Webseite, so dass Du ganz einfach schauen kannst, was dieser Anbieter im Moment alles an laktosefreien Produkten im Programm hat.

Der Titel „laktosefrei" ist übrigens etwas irreführend, da viele laktosefreie Produkte nur laktosearm sind, d. h. der Anteil der Laktose liegt unter 0,1 % (in Deutschland). Es kann also immer noch ein Rest Laktose drin sein. Dieser wird aber von den meisten Menschen mit Laktose-Intoleranz vertragen!

Außerdem findest Du Hinweise auf komplett milchfreie Produkte, die ebenfalls eine gute Alternative darstellen.

Was bedeutet „laktosefrei" wirklich?

Angesichts des „-frei“ könnte man denken, dass ein (Milch-)Produkt komplett keine Laktose enthält. Dies stimmt jedoch leider nicht. Produkte, die als laktosefrei deklariert werden, geben an, dass sie 0,1g Laktose auf 100g/ml und weniger enthalten. Aber warum ist das so, und woher kommt dieser Wert?
Zunächst einmal: es gibt keine gesetzliche Regelung, wieviel Laktose in einem als „laktosefrei“ gekennzeichneten Produkt enthalten sein darf.
Stattdessen veröffentlichte die Gesellschaft Deutscher Chemiker 2005 ein Positionspapier mit der folgenden Unterscheidung:
„laktosearm“: bis zu 1g Laktose pro 100g/ml Produkt
„streng laktosearm“: bis zu 0,1g pro 100g/ml Produkt
„laktosefrei“: bis zu 0,01g pro 100g/ml Produkt

Hier fällt natürlich sofort auf, dass „laktosefrei“ nur bis zu 0,01g Laktose enthalten darf. Warum steht dann im Supermarkt aber Milch mit bis zu 0,1g Restlaktose? Das bedarf einen tieferen Blick in unser Recht - und jetzt wird es nämlich kompliziert.

Die Ausnahmegenehmigung

Firmen, die Laktase einsetzen wollen, um laktosefreie Milchprodukte herzustellen, müssen beim Bundesministerium für Ernährung und

Landwirtschaft eine Ausnahmegenehmigung beantragen. In dieser Ausnahmegenehmigung wird festgelegt, dass das Produkt:

- als laktosefrei bezeichnet werden darf, wenn es weniger als 0,1g Restlaktose auf 100g/ml des Produkts enthält,
- der Laktosegehalt auf der Packung angegeben wird und
- die Laktase in der Zutatenliste angegeben wird

Wer sich eine solche Ausnahmegenehmigung sich anschauen möchte, kann dies hier auf der Seite des Bundesanzeigers tun.

Warum ein so hoher Laktosegehalt?
Ich wurde stutzig, als ich die Ausnahmegenehmigung las. Denn es steht ja explizit 0,1g Restlaktose drin im Gegensatz zu dem, was die Gesellschaft Deutscher Chemiker vorgeschlagen hat. Dann stieß ich auf das Testverfahren, dass die Firma, die die Ausnahmegenehmigung beantragt hat, nun durchführen muss.

Das Testverfahren
Dieses Testverfahren (L01.00-17 (1983)) ist nicht fein genug, um mehrere Stellen hinter dem Komma zu messen! Ein Produkt kann und wird also wesentlich weniger Laktose enthalten, als gemessen werden kann. Da dieses Testverfahren aber so ungenau ist, bleibt es bei der Angabe von 0,1g.

Natürlich gibt es andere, wesentlich feinere Testverfahren. Aber: wenn ein Produzent sein Produkt mit diesen anderen Testverfahren messen lässt, kann er von Mitbewerbern, Verbraucherzentralen etc. für irreführende Werbung angegriffen werden.

Wie mir Hersteller von laktosefreien Produkten immer mal wieder gesagt haben, enthalten ihre Produkte häufig sehr viel weniger Laktose, wie sie in eigenen Tests festgestellt haben - sie dürfen es nur nicht auf der Packung angeben! Wenn Du jetzt den Kopf schüttelst, bist Du nicht allein, aber so sind wir Deutschen halt.

Im Moment bedeutet also „laktosefrei" in Deutschland, dass ein Produkt 0,1g Laktose pro 100g/ml enthalten darf. Daran gibt es leider nichts zu rütteln. Ob es in Zukunft besser wird, können wir nur hoffen… Allerdings haben wir als Verbraucher uns daran gewöhnt, dass laktosefrei 0,1g bedeutet. Wenn wir Pech haben, wird dies zur „Verkehrsauffassung" und bleibt so als Grenzwert bestehen. Und diejenigen unter uns, die selbst auf kleine Mengen reagieren, werden weiterhin Probleme damit haben oder ganz auf Milch und milchhaltige Produkte verzichten müssen.

Was brauchst Du an Produkten?

Falls Du Dir im Supermarkt schon mal das Angebot an laktosefreien Produkten angeschaut hast, sind Dir bestimmt die etwas höheren Preise aufgefallen. Der höhere Preis ist (teilweise) durch den Aufwand gerechtfertigt, den die Firmen betreiben müssen, um die Milch laktosefrei zu machen. Wie das geht, dazu gleich mehr.

Bei der Milch zum Trinken, für die Cornflakes oder den Kaffee wirst Du leider nicht drum herum kommen, die laktosefreie Variante zu kaufen. Da aber mittlerweile viele Supermarktketten wie Edeka, netto, Aldi, Lidl und real eigene und damit günstige Marken haben, ist der Preisunterschied zu normaler Milch und anderen laktosefreien Produkten nicht mehr ganz so groß.

Butter hingegen ist so ein Grenzfall. Sie enthält ca. 0,6 Gramm Laktose auf 100 Gramm. Wenn Du nur einen Hauch von Butter morgens auf ein Brötchen schmierst, wirst Du wahrscheinlich keine Probleme bekommen.

Wenn Du jedoch Buttergebäck backen möchtest oder eine Sauce Hollandaise (250 g Butter auf 3 Eigelb) herstellst, solltest Du lieber auf laktosefreier Butter zurückgreifen.

Gleiches gilt auch für Joghurt und Quark, die beide relativ wenig Laktose enthalten, da diese bei der Herstellung durch die Milchsäurebakterien regelrecht aufgefressen wird.

Letztendlich musst Du es für Dich testen. Denn jeder Mensch reagiert unterschiedlich, und manchmal verändert es sich auch, was und wie viel man verträgt.

Stress kann eine Ursache sein, warum man manchmal auf bestimmte Lebensmittel empfindlicher reagiert als sonst!

Als ich schwanger war, konnte ich z.B. gar keine milchhaltigen Lebensmittel zu mir nehmen und musste auf Soja-Produkte ausweichen. Nach der Geburt war aber zum Glück meine Laktose-Intoleranz wieder auf den gleichen Stand wie vorher.

Wie laktosefreie Produkte hergestellt werden

Bei der Herstellung von laktosefreien Produkten wird der Milch die Laktose nicht einfach entzogen, das ist chemisch nicht möglich. Stattdessen wird ihr das Enzym Laktase zugesetzt - also das Enzym, was Dir und mir im Darm fehlt. Im Grunde genommen wird also das vorweggenommen, was normalerweise im Darm passiert: Die Laktase spaltet den Milchzucker in die beiden Zuckerformen Glucose und Galaktose.

Weil die beiden Zuckerarten in dieser getrennten Form etwas süßer als die ursprüngliche Laktose sind, schmeckt laktosefreie Milch süßlicher. Manchmal kann die so behandelte Milch auch leicht rosa oder gräulich aussehen. Das nennt man die Maillard Reaktion. Sie tritt auf, sobald die Milch erhitzt wird, um die Laktase wieder zu deaktivieren. Praktischerweise wird die Milch dabei gleich auch noch pasteurisiert. Die nun laktosefreie Milch wird dann zu Joghurt, Sahne, Quark, Frischkäse, Mozarella und anderen Produkten weiterverarbeitet.

Das Enzym Laktase wird übrigens aus Schimmelpilzen oder Hefen hergestellt. In den letzten Jahren kam diese künstliche Laktase in den Verruf, sie sei gentechnisch verändert. Die deutschen Hersteller versichern jedoch, dass ihre Laktase frei von Gentechnik ist.

Hersteller

Neben den Markenherstellern bieten auch Discounter und Supermärkte immer mehr laktosefreie Produkte von billigeren Eigenmarken an. So hat netto mittlerweile ein sehr großes Angebot an laktosefreien Produkten, Lidl und Aldi haben ein kleines Sortiment an laktosefreien Produkten, außerdem bietet real sogar 4 verschiedene laktosefreie Schokoladen-Sorten an.

Bofrost
Der Tiefkühlkostanbieter Bofrost hat unter dem Namen bofrost*free seit 2010 spezielle laktosefreie (und glutenfreie) Produkte im Angebot. Reine Gemüse- und Obstbeutel enthalten ohnehin keine Milchbestandteile. In dem separaten Allergiker-Katalog ist auch eine Liste mit laktosefreien (und glutenfreien) Produkte aus dem Haupt-Katalog zu finden.
Ich könnte mir vorstellen, dass es auf einer Hallig oder einer Alm bei Oberstdorf schwierig werden könnte, Bofrost davon zu überzeugen, dass sie auch dorthin liefern sollen. Ansonsten ist es aber der

Vorteil von Bofrost: man kann alles online, per Brief oder Telefon bestellen und es wird nach Hause geliefert!
http://www.bofrost.de/

MinusL

MinusL, die laktosefreie Marke der OMIRA-Gruppe, ist der größte Hersteller von laktosefreien Lebensmitteln in Deutschland. Sie haben mit H-Milch angefangen und mittlerweile sogar Frischmilch im Angebot. Daneben bietet die Marke eine Fülle an verschiedenen Joghurts, Sahne, Puddings und Quark, Butter, Kräutercremes, Nuss-Nougat-Creme, Schokolade, Keksen, Choco-Cappuccino, Eis sowie Kräuterbutter, Zaziki, Fleischsalat oder Joghurt-Dressing. Auch führen sie Nikoläuse und Osterhasen aus laktosefreier Schokolade.
Das Angebot wächst stetig und die meisten Supermärkte führen zumindest einen Ausschnitt aus diesem Angebot; bis jetzt habe ich nur in einigen Fillialen der Galeria Kaufhof das vollständige Sortiment gefunden. Kekse, Schokolade und das Kakaogetränk gibt es übrigens auch bei dm.

Einen Überblick über das Sortiment sowie Händlern in Deiner Nähe findest Du über ihre Webauftritte:
http://www.minusl.de
https://www.facebook.com/laktosefrei

Die Bio-Produkte von MinusL findet man auch in diversen Bio-Läden unter dem Namen Züger: https://www.frischkaese.ch/lactosfrei.html

LAC

Die Schwarzwaldmilch GmbH vertreibt laktosefreie Produkte unter dem Namen LAC. Das Angebot umfasst Milch und Frischmilch, Sahne und Sauerrahm, verschiedene Fruchtquarks, Butter, Joghurt, ein paar fructosefreie Joghurts, Eiscreme sowie einige Bio-Produkte. Zu finden sind die Produkte vereinzelt bei Kaufland, Globus, Tengelmann, Neukauf, Rewe, tegut, nah+gut. http://www.lac-lactosefrei.de/

Landliebe

Auch von Landliebe gibt es mittlerweile eine recht große Auswahl an laktosefreien Produkten! http://www.landliebe.de/unsere-produkte/laktosefrei/

Weihenstephan

Die Molkerei Weihenstephan hat zwei laktosefreie und haltbare Milchsorten im Programm, einmal mit 1,5 % und einmal mit 3,5 % Fett: http://www.molkerei-weihenstephan.de/produkte/milch/haltbare-milch-laktosefrei-35-fett/

Philadelphia

Von Philadelphia gibt es eine laktosefreie Variante des Frischkäses.

Heirler

Heirler ist eine Biomarke, die eine kleine, aber feine Auswahl an laktosefreien Produkten anbietet, z.B. ein Bircher Müsli oder eine pikante Streichcreme. http://www.heirler.de/lactosefrei-geniessen.html

Eigenmarken von Edeka/Kaufland/Netto/Rewe

Alle vier Supermarkt-Ketten haben mittlerweile laktosefreie Eigenmarken, die zum Teil deutlich günstiger sind als die Markenprodukte. Leider unterscheidet sich das Angebot sehr von Filiale zu Filiale.

Alnavit

Vielleicht kennst Du Alnavit ja bereits als Hersteller von Bio-Produkten, die es bei dm, alnatura, tegut oder Hit gibt. Seit 2010 haben sie auch eine laktosefreie Linie mit 2 Sorten Bio-H-Milch, Joghurt, Saure Sahne, Schokoladen und Süßigkeiten sowie einem Nutella-Ersatz, vieles ist auch glutenfrei. https://alnavit.de/

Frankonia

Frankonia ist bislang eher als Hersteller für Diabetiker-Produkte bekannt. Seit Ende 2010 gibt es nun auch eine laktosefreie Linie, die zurzeit aus 8 unterschiedlichen Tafeln Schokolade, zwei Hanuta-ähnlichen Waffelschnitten, 2 Riegeln (Kokos und Nougat) sowie Pralinen besteht - alles auch glutenfrei. Die Produkte gibt es bei real, Kaufland, Müller oder online z.B. bei der Foodoase. http://www.schoko-frankonia.de/

Schneekoppe
Ähnlich wie Frankonia ist auch Schneekoppe für viele aus der Diabetiker-Ecke bekannt. Mittlerweile bieten auch sie laktosefreie Erzeugnisse an: Kekse, Nutella-Ersatz sowie Schokolade.
http://www.schneekoppe.com/Produkte/Gluten-und-Laktosefrei/Laktosefrei

Chocolina
Von Chocolina gibt es seit Jahren Schafs- und Ziegenmilchschokolade. Das mag sich vielleicht merkwürdig anhören, aber man schmeckt kein Schaf raus. Im Gegenteil, es ist eine sehr feine Schokolade. Mittlerweile gibt es auch etliche laktosefreie Sorten (u.a. eine weiße Schokolade). Beim Einkauf muss man darauf achten, dass wirklich „laktosefrei" drauf steht. Mir haben schon etliche Verkäuferinnen erklärt, dass Schafsmilchschokolade bei Laktose-Intoleranz sehr gut vertragen wird, was aber nicht stimmt. Der Laktose-Gehalt von Schafsmilch ist in etwa genauso hoch wie von Kuhmilch. Auf der Schokolade muss laktosefrei drauf stehen. Punkt.
http://www.chocolina.com/produkt-kategorie/naschen/classicschokolade/

Coppenrath Feingebäck

Diese Firma entwickelt seit einigen Jahren laktose- und glutenfreie Kekse, z.B. gibt es Doppelkekse ähnlich wie Oreos (wobei diese mittlerweile auch laktosefrei sind) oder klassisches Teegebäck. http://www.coppenrath-feingebaeck.de/sortiment/spezialernaehrung/glutenfreilaktosefrei.html

Almondy

Almondy stellt glutenfreie Tiefkühltorten auf Mandelbasis her. Seit Anfang 2016 gibt es auch endlich eine laktosefreie Variante, die fast überall erhältlich ist, wo es auch die normalen Almondy-Torten gibt: http://www.almondy.com/de/retail/torte/laktosefrei-dunkle-schokoladen-torte

Leysieffer

Leysieffer bietet qualitativ hochwertige Schokoladen, Pralinen, Gebäck usw. Seit Mitte 2011 gibt es auch eine laktosefreie Produktauswahl, darunter sind 5 verschiedene Schokoladentafeln und Pralinen, die sehr fein und sehr lecker sind! http://www.leysieffer-shop.de/index.php?cat=c37_Laktosefreie-Produkte.html

Milchfreie Produkte

Es gibt auch einige Hersteller für komplett milchfreie Alternativen. Wichtig zu wissen ist, dass sämtliche Produkte aus Pflanzen grundsätzlich laktosefrei sind, auch wenn sie „Kokosmilch“, „Sojamilch“, „Mandelmilch“ oder „Hafermilch“ heißen. Hier musst Du für Dich herausfinden, was Dir schmeckt und was nicht, denn einige Sachen können doch sehr speziell vom Geschmack her sein…

Veganer sind Freunde!
Es gibt eine Abkürzung für Dich beim Lebensmitteleinkauf und die heißt „vegan“. Wenn auf einem Produkt der Hinweis steht, dass es vegan sei, kannst Du es unbesorgt kaufen (außer Du hast noch weitere Allergien). Denn Veganer vermeiden jegliche Art tierischer Nahrungsmittel wie Fleisch, Fisch, Milch, Eier und Honig. Und deshalb sind diese Produkte automatisch milch- und somit laktosefrei.

Veganz
Die veganen Produkte dieser Firma sind weit verbreitet, z.B. bei dm oder Müller. B e s o n d e r s lecker sind die Schokoriegel!
https://veganz.de/de/

Schlagfix
Die Firma Schlagfix hat sich auf Sprühsahne, Sahne und Kaffeeweißer auf pflanzlicher Basis spezialisiert.
http://schlagfix.com/

Alpro Soya
Alpro Soya hat zur Zeit das größte Sortiment an milchfreien Soja-Produkten auf dem deutschen Markt. Vorteil ist, dass fast jeder Supermarkt das ein oder andere führt. Es gibt mehrere naturbelassene Soja-, Mandel- und Cocos-Drinks sowie Joghurtalternativen und Puddings. Das interessanteste sind aber in meinen Augen die Ersatz-Produkte für Kochsahne. Mit diesen kannst Du genauso gut kochen wie mit normaler Sahne.
http://www.alprosoya.de/
Tipp: die Sahne-Packung nach dem Leeren mit ein wenig Wasser füllen, schütteln und den Rest auch noch verwenden.

Provamel
Hinter den Namen Provamel versteckt sich die Bio-Linie von Alpro Soya mit einem ähnlichen Angebot. Die Produkte von Provamel findest Du in Bio-Supermärkten.
http://www.provamel.de

Chocoreale
Chocoreale hat verschiedene milchfreie Nutella-Ersatzprodukte im Angebot, die man z.B. bei der Foodoase bestellen kann oder im Bio-Supermarkt

findet. Diese sind unglaublich lecker, so dass ich das erste Mal in meinem Leben froh war, dass ich kein Nutella mehr essen darf. Denn Chocoreale schmeckt einfach viel, viel besser!
https://www.foodoase.de/shop/system/?func=searchdo&cache=1477478745

Swedish Glace

Die schwedische Firma Swedish Glace stellt köstliches Soja-Eis her. Da es das Eis in mehreren europäischen Ländern gibt, ist es auch für den Urlaub ein Geheimtipp. Zu kaufen gibt es das Eis bei tegut, Netto (Aktionsware), Jibi, Kaufland und Edeka Nord.

Made with Luv

Hinter der Marke Made with Luv verbirgt sich das Fraunhofer-Institut, dass 2010 ein Eis aus den Proteinen der Samen der einheimischen Blauen Süßlupine aus kontrolliertem deutschen Anbau kreiert hat. Das Eis gibt es in vier verschiedenen Sorten exklusiv bei Edeka: Vanilla Cherry, Choko Flakes, Strawberry Mouse, Walnut Dream und ist eine echte Überraschung. Lupinensamen ergeben wirklich ein köstliches Eis!
http://madewithluve.de/

Sojola

Sojola ist eine rein pflanzliche Margarine. Sie ist cholesterinfrei, vegan und aus genfreiem Soja hergestellt. Man findet sie in fast jedem Supermarkt.
http://sojola.de/produkte/

Weitere Soja-Produkte

Im Moment tut sich einiges auf dem Soja-Markt. Dies sind einige weitere Anbieter, nach denen Du Ausschau halten kannst, wenn Du Soja-Produkte verwenden möchtest:

- Sojade (vor allem Joghurt-Alternativen)
- Joya (Drinks und Joghurt-Alternativen)
- Drink Soja so lecker (Drinks)
- Natumi (Hafer-, Reis, Dinkel- und Sojadrinks)
- Oatly (Haferdrinks und Sahne)
- Soyato (Soja-Sprühsahne)

Durchforste mal einen Bio-Supermarkt nach diesen Produkten!

Sojalada, Reis- und andere Schokolade

Auch wenn ich persönlich kein großer Fan von milchfreiem Vollmilch-Schokola den-Ersatz bin – mir fehlt einfach der Schmelz – möchte ich Dich doch auf diese Alternative hinweisen. Und vielleicht schmecken Dir die Produkte ja auch sogar. Die meisten gibt es entweder in Bio-Supermärkten oder online zu bestellen.

Vegan Bakery

Von der Vegan Bakery in Nabburg habe ich die ersten laktosefreien Chokocrossies gefunden (denn wie gesagt: Veganer sind Freunde!): Choko Cross Kiss. Sie haben aber noch viel mehr im Angebot, schaut einfach mal auf den Online-Shops oder hier: http://www.vegan-bakery.com/

Sweet William
Diese Firma kommt aus Australien und bietet vegane Schokolade auf Sojabasis an, die erstaunlich gut schmeckt.
http://www.sweetwilliam.com.au/

Plamil
Dieser Hersteller sitzt in England und bietet neben diversen Schokoladensorten (auch ohne Zucker!!) unter anderem schokoladige Brotaufstriche und laktosefreie Schokodrops an.
http://www.plamilfoods.co.uk/

Bonvita
Von Bonvita gibt es eine ganze Menge Schokolade-Sorten auf Basis von Reissirup. Das hört sich zwar erstmal merkwürdig an, funktioniert aber recht gut. Schön ist die sehr große Auswahl an unterschiedlichen Sorten, so gibt es z.B. Schokolade mit Heidelbeeren.
http://www.bonvita.com/

Carobella
Die wohl merkwürdigste Schokoladenzutat findet man in Carob-Schokolade. Carob ist das Fruchtfleisch des Johannisbrotbaums und gemahlen dem Kakaopulver ähnlich. Als Johannisbrotkernmehl kommt es besonders als Backhilfsmittel in glutenfreiem Brot vor, aber auch in Puddings ist es zu finden. Der Hersteller Molen Aartje stellt übrigens auch die Chocoreale-Aufstriche herstellt.

Platz für Notizen

LAKTASE-PRÄPARATE

Nicht nur die Lebensmittelindustrie kann Laktase verwenden, um Speisen laktosefrei machen. Es gibt Laktase auch als Tabletten, Kapseln oder Pulver in Apotheken und Drogeriemärkten.

Leider sind Laktase-Präparate recht teuer, und die Kosten dafür werden auch nicht von den Krankenkassen übernommen. Bei dm kosten 60 Stück in einer niedrigen Dosierung knapp sieben Euro! Mit diesen könntest Du zusammengerechnet 300 g Milchzucker zu Dir nehmen, was ungefähr sechs Litern Milch entspricht.

Das hört sich erstmal viel an, aber nur für eine Pizza sind so viele von den niedriger dosierten Kapseln nötig, dass Du allein schon von denen satt werden würdest! Es kommt immer auf die Dosierung an...

Die richtige Dosierung

Die Mengen der Laktase in einer Kapsel oder Tablette wird mit „FCC" angegeben. Dies steht für Food Chemical Codex (entwickelt von der US Federal Drug Administration) und beschreibt die biologische Wirkung.

1.000 FFC entsprechen 70 mg Laktase, die wiederum 5 g Milchzucker abbauen können. Dies ist allerdings nur rein rechnerisch zu betrachten, in Wirklichkeit ist die individuelle Biologie entscheidend.

5 g Milchzucker entsprechen:

- 100 ml Milch oder
- ca. 50 g Kondensmilch (7,5 % Fett) oder
- ca. 250 g Sahneeis oder
- ca. 150 g Schlagsahne oder
- ca. 100 g Joghurt

Du merkst an den circa-Angaben, wie schwierig ist, den genauen Laktose-Gehalt zu berechnen und anzugeben.

Laktase-Kapseln gibt es in den unterschiedlichsten Dosierungen, die somit auch unterschiedliche Mengen Laktose abbauen können:

- 1.000 FCC für bis zu 5 g Milchzucker
- 2.000 FCC für bis zu 10 g Milchzucker
- 5.000 FCC für bis zu 25 g Milchzucker
- 12.000 FCC für bis zu 60 g Milchzucker

Mit einer Tablette, die 12.000 FCC enthält, könnte man also theoretisch über einen Liter normale Milch zu sich nehmen!

Wenn es nur darum ginge, Milch zu trinken, wäre der Umgang mit der Laktase einfach. Aber wenn Du vor einer Pizza sitzt, weißt Du nicht, wie viel Laktose sie wirklich enthält. Ebenso wenig bei einer Portion Tortellini, einer Sahnetorte oder einem Cappuccino.

Ich habe es mittlerweile aufgegeben, genau ausrechnen zu wollen, wie viel Laktase ich zu mir

nehmen muss, um etwas zu essen, sondern nehme lieber mehr als zu wenig.
Teste für Dich selber aus, ob Du mit den Tabletten klar kommst und nimm lieber eine zuviel als zu wenig.

Die richtige Einnahme

Neben der richtigen Dosierung ist auch die richtige Einnahme der Laktase wichtig. Dabei gelten die folgenden Regeln:

- Laktase möglichst nicht auf nüchternen Magen nehmen. Es reicht, wenn Du vorher ein kleines Stück Brot isst, das hilft Deinem Körper, die Laktase besser zu verarbeiten.

- Laktase unmittelbar vor dem Essen nehmen. Egal in welcher Form Du sie nimmst, die Laktase wird nicht wirken, wenn sie hinter dem Essen in Deinen Körper gelangt, denn dann streitet sich Dein Darm schon mit der Laktose rum.

- Laktase ist nicht hitzebeständig, ab 50 Grad Celsius wird sie zerstört. Deshalb nicht mit einem heißen Getränk zu Dir nehmen oder eine geöffnete Kapsel nicht über zu heißes Essen streuen.

Tablettenschlucken ist keine Dauerlösung

So verlockend es ist, ständig Laktase zu sich zu nehmen und so weiter alles essen zu können, was Du willst – es ist schädlich für Deinen Körper, mal abgesehen davon, dass es nicht gut für Deinen Geldbeutel ist.
Denn egal wie hoch Du die Laktase dosierst, es wird immer ein kleiner Rest Milchzucker nicht aufgespalten werden. Dadurch wird Dein Darm weiterhin gereizt und eventuell sogar geschädigt, wenn Du Dich dauerhaft auf die Laktase verlässt.
Ich habe selbst die Erfahrung gemacht, dass ich bei häufiger Einnahme von Laktase wieder Magen-Darm-Probleme bekomme, weshalb ich sie jetzt nur noch im Notfall einnehme.

Darreichungsformen

Laktase wird in vielen unterschiedlichen Formen angeboten: als Minitablette, manchmal auch im Klickspender wie bei Süßstoff, als Tablette oder als Kapsel.

Wo kann man Lactase kaufen?

Laktase bekommt man mittlerweile fast überall: In der Apotheke, in Drogeriemärkten und Reformhäusern, und natürlich bei Amazon oder den Online-Shops der Hersteller selber. Unter jedem

vorgestellten Präparat findest Du die Bezugsquelle!
Nebenwirkungen

Laut der Hersteller sind keine Nebenwirkungen bei der Einnahme von Laktase bekannt. Erfahrungsberichte zeigen aber, dass es sehr wohl Nebenwirkungen geben kann. Zum einen solltest Du darauf achten, dass Du die Zusatzstoffe in dem jeweiligen Produkt verträgst.

Zum anderen kann es sein, dass das jeweilige Präparat die Reaktion nur verzögert - ich selber habe das mehrfach erlebt, dass ich nicht wie sonst eine halbe Stunde später Durchfall bekam, sondern erst am nächsten Morgen.

Auch Kopfschmerzen und Migräne ist bei einigen der Fall. Dies ist aber zum Glück eine Ausnahme.

Die einzelnen Präparate

In diesem Teil möchte ich Dir die einzelnen Laktase-Präparate in alphabetischer Reihenfolge vorstellen, die im Moment (Stand Oktober 2016) in Deutschland erhältlich sind. Der Markt ändert sich jedoch ständig!

Leider kann ich keinen medizinischen Test durchführen zur Wirksamkeit der Laktase-Präparate, da sie bei jedem Mensch unterschiedlich wirken.

Auch können zu viele Zusatzstoffe die Wirkung der Laktase hindern oder andere gesundheitliche Probleme hervorrufen, deshalb habe ich die Zutaten für jedes Präparat mit angegeben.

Mir persönlich helfen am Besten die Millis der Laktasekampagne, da die Laktase sehr schonend verarbeitet wird und die weiteren Zutaten aus Bioanbau stammen.

Altapharma
Altapharma ist die Eigenmarke von Rossmann. Diese Tabletten werden auch in einem Spender angeboten und enthalten pro Tablette 2.500 FCC-Einheiten. Was ich etwas bedenklich finde, ist die zu allgemeine Aussage auf der Verpackung, dass man "vor dem Verzehr von milchzuckerhaltigen Produkten 2 Tabletten mit ausreichend Flüssigkeit" einnehmen soll. Dies kann je nach Speise entscheidend zu wenig sein!

Zutaten:
Füllstoff Mikrokristalline Celulose, Laktase, Maisstärke, Trennmittel Magnesiumsalze von Speisefettsäuren und Siliciumdioxid, Festigungsmittel Polyvinylpyrrolidon

Das gesunde Plus Laktase

Von der Eigenmarke der Drogeriekette dm gibt es Laktase in 2 verschiedenen Formen:

Zum einen sind da die Mini-Tabletten im Spender mit 4.000 FCC und 100 Tabletten.

Zutaten:

Laktase, Maltodextrin, Füllstoffe: Cellulose, Dicalciumphosphat und vernetzte Natrium-Carboxymethylcellulose, Trennmittel: Magnesiumsalze der Speisefettsäuren und Siliciumdioxid.

Dann gibt es noch Kapseln mit 12.000 FCC. Die Kapselhülle ist mit Gelantine hergestellt, deshalb ist sie nicht vegan! In einer Schachtel befinden sich 40 Kapseln.

Zutaten:

Reisstärke, Laktase (36,4 %) (Laktase, Cellulose, Glucose), Gelatine, Trennmittel Magnesiumsalze der Speisefettsäuren, Farbstoff Titandioxid

Doppelherz Lactase

Die Lactase von Doppelherz enthält 3.500 FCC pro Tablette. Auf der Packung wird die Verzehrempfehlung von 2 Tabletten gegeben, gleichzeitig mit dem Hinweis, dass dies vom Grad der Laktoseintoleranz und der Menge an Milch/ Milchprodukten in der Speise abhängig ist.

Die Tabletten ist frei von Gluten, Aromen, Farbstoffen, Fruktose, tierischen Bestandteilen und Zuckeraustauschstoffen.

https://www.doppelherz.de/produkte/doppelherz-lactase-3500/

Zutaten:
Lactase, Füllstoffe Cellulose und vernetzte Natrium-Carboxymethylcellulose, Trennmittel Siliciumdioxid und Magnesiumsalze der Speisefettsäuren

Lactojoy
Lactojoy ist ein unabhängiger Hersteller, die Idee dazu ist noch zu Uni-Zeiten entstanden. Das besondere sind die wenigen Zutaten und die moderne Verpackung, die eher nach Pfefferminzpastillen aussieht. Die Tabletten sind gluten-, fructose-, histamin- und natürlich laktosefrei.
https://www.lactojoy.de

Zutaten:
Laktase (Maltodextrin, Laktase), Kartoffelstärke in Bio-Qualität, Trennmittel: Magnesiumsalze der Speisefettsäuren.

Lactosolv
Lactosolv ist der einzige Anbieter, der sogenannte neutrale Laktase anbietet. Diese unterscheidet sich von der anderen Laktase darin, dass sie in nur im neutralen pH-Bereich arbeitet und in Magensäure-resistente Pellets verpackt ist. So kommt laut

Herstellerangabe mehr von dem Enzym unbeschadet durch den Magen und kann dann im Dünndarm länger wirken, da sie dort der kröpereigenen Laktase sehr ähnlich ist.

Leider gibt es seit Jahren nur dieses eine Präparat mit neutraler Laktase, weshalb viele Fragen noch ungeklärt sind.

Eine Kapsel enthält 17.500 FCC . Bestellbar ist diese Laktase über den Shop des Herstellers in Österreich oder z.B. über deutsche Versandapotheken. Sie sind histamin-, laktose- und glutenfrei und ohne Gentechnik hergestellt.
https://www.alles-essen.at/produkte/lactosolv.html

Zutaten:
Maltodextrin, Enzym: ß-Galactosidase (43,5 %), Überzugsmittel: Hydroxypropylmethylcellulose, Natriumchlorid

Lactostop
Neben der Lactrase ist dies der Anbieter, der am meisten Werbung schaltet. Allerdings ist das auch das einzig besondere, was diesen Anbieter ausmacht.

Die Laktase wird in verschiedenen Ausführungen angeboten:

- 3.300 FCC Klickspender
- 5.500 FCC Klickspender
- 14.000 FCC Spender

http://www.lactostop.de

Zutaten:
Maltodextrin, Laktase, Füllstoff Cellulose, Trennmittel: Polyvinylpolypyrrolidon, Siliciumdioxid und Magnesiumsalze von Speisefettsäuren

Lactrase
Der Hersteller Pro Natura wirbt mit dem Claim "Der Klassiker bei Lactose-Intoleranz". Sie haben tatsächlich die größte Auswahl an Darreichungsformen und Stärken - und sogar eine rein vegetarische Form, bei der die Kapselhülle aus rein pflanzlicher Cellulose besteht.

Jeder Packung liegt ein Informationszettel mit Lactosegehalttabelle bei, um die Dosierung zu vereinfachen. Sehr praktisch ist auch die flache Tablettendose, die manchen Packungen mit beiliegt.

Erhältlich sind die Laktraseprodukte in den folgenden Dosierungen in Apotheken:

- Lactrase® 1500 mit 1.500 FCC-Einheiten pro Kapsel, 100 Kapseln
- Lactrase® 3300 mit 3.300 FCC-Einheiten pro Kapsel / Tablette, 100 Kapseln / Mini-Tabletten
- Lactrase® vegetarisch mit 3.300 FCC-Einheiten pro Kapsel, 100 Kapseln mit vegetarischer Kapselhülle
- Lactrase® 5000 im Klickspender mit 5.000 FCC-Einheiten pro Minitablette, Packungsgröße: 60 oder 120 Minitabletten
- Lactrase® 6000 mit 6.000 FCC-Einheiten pro Kapsel, Packungsgröße: 60 oder 100 Kapseln
- Lactrase® 12000 mit 12.000 FCC-Einheiten pro Kapsel, Packungsgröße: 30, 75 oder 150 Kapseln
- Lactrase® 18000 mit 18.000 FCC-Einheiten pro Kapsel, 40 Kapseln

http://www.lactrase.de

Zutaten Lactrase® 1500/3300/6000/12000/18000 Kapseln:
Füllstoffe: Dicalciumphosphat, Cellulose; Lactase (40%), Gelatine**, Farbstoff E 171**(Titanoxid)

Zutaten Lactrase® 3300/5000 Mini-Tabletten:
Lactase (36%); Füllstoffe: Cellulose, Dicalciumphosphat; Trennmittel: Vernetzte Carboxymethylcellulose, Magnesiumsalze der Speisefettsäuren, Siliciumdioxid

Zutaten Lactrase® 3300 Vegetarisch:
Füllstoff Dicalciumphosphat, Überzugsmittel E 464, Lactase (10%; 10g/100g), Farbstoff E 171***(Titanoxid)

Laktasekampagne
Die Laktasekampagne ist sicherlich der ungewöhnlichste Hersteller von Laktase in Deutschland. Anders als bei den anderen Präparaten steckt hier nämlich nicht eine große Firma oder ein Pharmakonzern dahinter, sondern wurde 2010 von Martin Lipsdorf in Leipzig gestartet, der selber eine Laktoseintoleranz hat. Da ihm die handelsübliche Laktase zu teuer war, suchte er eine neuen Weg, sich und seine laktoseintoleranten Bekannten mit günstiger Laktase zu versorgen. Dafür bekam er 2012 sogar den Kopf-schlägt-Kapital-Preis der Stiftung Enterpreneurship in Berlin!
Momentan ist die Laktase der Laktasekampagne als Tablette und Pulver erhältlich, an einer Kapsellösung wird zur Zeit gearbeitet. Alle Produkte sind glutenfrei!

Erhältlich sind die Produkte nur online über Rechnung oder per Paypal ohne Versandkosten: www.laktasekampagne.com

Die Milis
Milis sind die eckigen Tabletten der Laktasekampagne. Sie enthalten 5.000 FCC pro

Stück und man kann sie ohne Wasser einnehmen, da sie sich im Mund auflösen - und dabei noch köstlich schmecken! Die Milis kommen ohne künstliche Zusätze aus. Die Kakaobutter wird direkt aus Peru geliefert und stammt aus der seltenen Criollokakaobohne, die eigentlich nur für teure Schokoladen und Pralinen verwendet wird.

Der Reissirup ist fructose- und glutenfrei und wird aus Vollkornreis hergestellt. Alle Zutaten werden übrigens streng kontrolliert!

Zutaten:
Kakaobutter, Reissirup, Maltodextrin, Laktasenzym (17g/100g), Kochsalz, Trennmittel: Dolomitgesteinsmehl

Das Laktasepulver
Das Laktasepulver hält genau das, was es verspricht: es ist reine Laktase mit ein wenig Maltodextrin. Man kann es entweder direkt vor dem Essen mit etwas Wasser nehmen oder über das nicht zu heiße Essen streuen. Der mitgelieferte Messlöffel enthält ca. 5.000 FCC zur Orientierung.

Zutaten:
Maltodextrin, Laktasenzym (50 g/100 g) , Kochsalz

Bacillus Coagulans
Zusätzlich zu diesen beiden Laktaseformen bietet die Laktasekampagne noch ein das Bacillus Coagulans an. Bei einigen kann die Einahme dazu

führen, dass sie es nur einmal pro Tag nehmen müssen, um wieder Milch oder Milchprodukte zu sich nehmen zu können. Eine Garantie gibt es dafür allerdings nichts, deshalb sollte man erst einmal eine Probe bestellen, um die Wirkung zu testen.

Zutaten:
Gummi arabicum, Bacillus Coagulans -LK 25 × 10 ^ 9 KBE / g, Füllstoff: Maltodextrin

Laluk
Diese Minikapseln gibt es nur in Apotheken zu kaufen. Sie enthalten 4.500 FCC und man darf bis zu 5 Kapseln pro Tag einnehmen. Der Hersteller gibt auf der Packung an, dass man mit einer Kapsel ca. 10-20g Milchzucker spalten kann, das entspricht ca. 200 - 400 ml Milch. Praktisch ist, dass die Kapseln sehr klein sind und man sie sehr leicht aufmachen kann, um die Laktase über ein Essen zu streuen.

http://www.laluk.de

Zutaten:
Füllstoff Dicalciumphosphat, Lactasepulver (38%) [Aktivität: 4500 lebensmittelchemische Einheiten Lactase nach FCC], Gelatine, Maisstärke, Trennmittel Magnesiumsalze von Speisefettsäuren, Siliziumdioxid.

milimed Lactase-Sticks
Die Laktase der Firma ECA-Medical aus Österreich ist eine der wenigen, die in Pulverform als Sticks geliefert wird. Für unterwegs sind diese Tütchen sehr praktisch, da man sie entweder direkt in den Mund oder auf das Essen streuen kann - Achtung, das Essen darf aber nicht heiß sein!

Ein „Stick", also ein Tütchen gefüllt mit 0,8 Gramm Laktase, enthält 9.000 FCC. Sehr gut sind die wenigen Inhaltsstoffe: zur Laktase kommt lediglich Erythritol dazu, ein Zuckeralkohol, der auch häufig in Stevia-Produkten zu finden ist.

In jeder Packung gibt es einen Beipackzettel, der auch eine Auflistung des Laktosegehalts für einige Lebensmittel enthält - sehr praktisch für unterwegs. In der Packung ist auch noch ein Metall-Clip, mit dem man das Tütchen wiederverschließen kann.
In Deutschland sind diese praktischen Tütchen leider nur sehr selten erhältlich, in Österreich kann man sie online oder in Apotheken kaufen. Leider ist weder auf der Packung noch auf dem Beipackzettel eine Telefonnummer oder E-Mail-Adresse zu finden, falls man mal Rückfragen hat.

http://www.milimed.at/

Zutaten:
Laktase, Erythritol

Sanct Bernhard

Die Firma Kräuterhaus Sanct Bernhard stellt schon seit über 110 Jahren Naturheilmittel selbst her. Die Firma hat ihren Sitz in dem Kurort Bad Ditzenbach in der schwäbischen Alb. Das Angebot erstreckt sich von Aloe-Vera-Erzeugnissen über Kosmetika bis zu Vitaminen und Mineralien. Die 3 angebotenen Lactase-Produkte befinden sich also in guter Gesellschaft.

Die Kapseln gibt es mit 6.000, 12.000 oder 14.000 FCC-Einheiten. Da sie Gelantine enthalten, sind sie für Vegetarier und Muslime nicht geeignet. Auch wer auf Zucker achten muss, sollte bei den Kapseln aufpassen, da sie Glucose enthalten.

Weitere Informationen auf der Webseite:
http://www.kraeuterhaus.de

Zutaten 6.000 FCC:
Füllstoff Magnesiumcarbonat, Gelatine, Lactase, Füllstoff Maltodextrin, Trennmittel Magnesiumstearat.

Zutaten 12.000 FCC:
Füllstoff Magnesiumcarbonat, Lactase, Gelatine, Füllstoffe Cellulosepulver, Glucose; Trennmittel Magnesiumstearat.

Zutaten 16.000 FCC:
Füllstoffe Magnesiumcarbonat, Maltodextrin; Lactase, Gelatine, Trennmittel Magnesiumstearat.

sanotact
Die Firma sanotact (früher Biolabor) hat 3 unterschiedliche Laktaseprodukte. Seit 10 Jahren stellt sanotact Laktase her und versucht auch, Betroffene mit Informationen zu unterstützen. Auf jeder Packung ist eine Email-Adresse sowie eine Info-Telefon-Nummer gedruckt. In einer Packung fand ich als Einkaufshilfe in der Größe eine Scheckkarte eine Laktosegehalttabelle.
http://www.sanotact-vital.de/produkte/laktoseintoleranz.html

150 Kautabletten mit 1.000 FCC-Einheiten
Schon auf der Packung steht, dass diese Tabletten zum Kauen ohne Wasser eingenommen werden können und "ideal auch für Kinder" sind. Sie sind sehr klein und dadurch angenehm in der Einnahme.

Zutaten:
Dextrose, Maltodextrin, Laktase (0,8 %), ganz gehärtetes Pflanzenfett (Raps), Trennmittel Magnesiumsalze der Speisefettsäuren.

90 Mini-Tabletten mit 6.000 FCC-Einheiten
Diese Tabletten können direkt geschluckt werden und sind somit auch gut für unterwegs geeignet. Auch diese Tabletten sind sehr klein, allerdings befinden sich mehr Zusatzstoffe darin.

Zutaten:
Maltodextrin, Laktase (42%), Überzugsmittel Hydroxypropylmethylcellulose, Trennmittel Talkum und Magnesiumsalze der Speisefettsäuren, Modifizierte Stärke, Füllstoff Hydroxypropylcellulose, pflanzliches Öl (Kokos)

40 Tabletten mit 15.000 FCC-Einheiten
Diese Tabletten sind hoch dosiert und können ohne Wasser eingenommen werden, was sehr praktisch ist für unterwegs.

Zutaten:
Dextrose, Maltodextrin, Laktase (22,4 %), Trennmittel Siliciumdioxid und Magnesiumsalze der Speisefettsäuren

Taxofit
Von taxofit, eine Firma, die sich auf Nahrungsergänzungsmittel spezialisiert hat, gibt es ein Laktaseprodukt: 3.300 FCC als Minitablette im Spender. Die Tabletten sind gluten- und fructosefrei und enthalten weder tierische Bestandteile noch Süßungsmittel. Dafür sind allerdings viele Extra-Zutaten in der kleinen Tablette versteckt.

http://www.taxofit.de/produkte/pd/taxofitR-lactase-3000.html

Zutaten:
Füllstoff Calciumphosphate, Maltodextrin, Lactase

(12,4%), Überzugsmittel (Hydroxypropyl-methylcellulose, Speisefettsäuren, Cellulose), Trennmittel (Siliciumoxid, Magnesiumsalze der Speisefettsäuren, Mono- und Diglyceride von Speisefettsäuren), pflanzliches Fett (Palmöl ganz gehärtet).

Tetesept

Von tetesept gibt es ein Langzeitpräparat, bei dem die Laktase bis zu 4 Stunden wirken soll. Erste Erfahrungen bestätigen dies sogar. Es gibt zwei verschiedene Stärken: 7.000 und 16.000 FCC, also hoch dosiert.

http://www.tetesept.de/pressemitteilungen/so-vertragen-sich-milch-und-magen/

Zutaten 7.000 FCC

Trägerstoff Microkristalline Cellulose; Lactasezubereitung 30%; Trägerstoff Hydroxypropylmethylcellulose; Trennmittel: Magnesiumsalze der Speisefettsäuren, Siliciumdioxid

Zutaten 16.000 FCC

Lactasezubereitung 56%; Trägerstoffe: Microkristalline Cellulose, Hydroxypropylmethylcellulose; Trennmittel: Magnesiumsalze der Speisefettsäuren, Siliciumdioxid

EINKAUFEN GEHEN

Am Anfang braucht man ungefähr doppelt so lang, um den Einkauf zu erledigen. Entweder man muss den Verkäufer fragen, wo man die Produkte findet oder bei Bäckereien und Frischetheken, ob in den Produkte Laktose drin ist. Besonders letzteres kann eine längere Aktion werden, wenn der Abteilungsleiter gerufen oder unter der Theke nach dem Ordner mit den Inhaltsstoffen gesucht werden muss.

Im Supermarkt

Mittlerweile bin ich beim Einkaufen im Supermarkt fast wieder genauso schnell wie vor der Diagnose, was allerdings davon abhängt, ob ich den Supermarkt kenne und wie die laktosefreien Produkte einsortiert sind.

Leider stellen viele Supermärkte die laktosefreien Produkte nicht zusammen - aus „Marketing-Gründen“, wie es mal ein Mitarbeiter einer Supermarkt-Kette mir gegenüber ausgedrückt hat. Als ob wir all die tollen, leckeren, bunten Joghurts kaufen würden geschweige denn überhaupt können, zwischen denen unsere bescheidene Auswahl steht! Hier gilt das Prinzip: steter Tropfen höhlt den Stein.

Bei einer anderen Supermarkt-Kette wird man von der Kassiererin häufig gefragt, ob alles in Ordnung sei und ich beschwere mich immer wieder, dass ich diese Sucherei sehr nervig finde. Die meisten haben dafür sogar Verständnis, und je mehr Menschen sich beschweren, um so eher ändert sich auch etwas.

Nimm am Anfang immer die Liste mit den Stop-Wörtern mit – das ein oder andere vergisst man dann doch, wenn man die 20. Inhaltsliste durchliest. Aber es gibt eine Technik, die Dir helfen wird, den Einkauf schneller zu erledigen.

Tipp: Scannen statt lesen

Besonders am Anfang wirst Du einige Zeit brauchen, um alle Inhaltsstoffe der Produkte, die Du kaufen möchtest, zu lesen. Mit der Technik des Scannens aus dem Bereich des Schnell-Lesens kannst Du jedoch einiges an Zeit sparen. Anstatt die Inhaltsstoffliste Wort für Wort zu lesen, lässt Du Deine Augen darüber gleiten und hältst nur an, wenn Du eines der folgenden Wörter oder Wortteile aus der Liste der Stopp-Wörter findest:
Laktose / Lactose, Milch, Molke, Rahm, Sahne, Butter, Joghurt, Creme Fraiche, Käse, Kefir, Mozarella, Schmand, Quark

Das klingt kompliziert, ist aber eigentlich ganz einfach, denn Du musst die Liste der Inhaltsstoffe des jeweiligen Produktes gar nicht verstehen und Du musst sie Dir auch nicht merken, sondern nur die Stopp-Wörter finden!

Übung:
Probier es mal mit dieser Beispielliste (übrigens eine gekürzte Liste einer Pizza):
Weizenmehl, zerkleinerte Schältomaten (23%), Wasser, Käse (15%) (schnittfester Mozzarella, gekochter Hinterschinken (12%) (Schweinehinterschinken, jodiertes Speisesalz, Konservierungsstoff: Natriumnitrit, Traubenzucker, Gewürzextrakt, Antioxidationsmittel: Ascorbinsäure, Rauch), Champignons (4%), Vollmilchpulver, Olivenöl nativ extra, Hefe, Speisesalz, Pflanzenmargarine (pflanzliche Fette und Öle, Wasser, Emulgator: Mono- und Diglyceride von Speisefettsäuren, Säuerungsmittel: Citronensäure), Zucker, Kräuter und Gewürze, Knoblauch, Emulgator: Sojalecithin.

Am Anfang ist diese Art zu lesen noch sehr ungewohnt, aber Du wirst feststellen, dass Du mit der Zeit immer schneller wirst.

Ein weiterer Tipp von Schnell-Lesern: Lies ‚im Kopf', wenn Du schnell lesen willst! Viele Menschen tendieren dazu, das, was sie gerade lesen, vor sich hinzumurmeln. Mal abgesehen davon, dass das im Supermarkt etwas merkwürdig wirkt, verlangsamt es auch das Lesen.
Falls Du eine Lesebrille brauchst, solltest Du sie ab jetzt auch immer zum Einkaufen mitnehmen. Eine andere Möglichkeit ist, sich eine billige Ersatzlesebrille zu kaufen, die dann immer in der Handtasche oder Jacke mit dabei ist.

Die Vorschriften zur Lebensmittelkennzeichnung

Seit dem 13.12.2014 gelten die neue EU-Vorschriften zur Lebensmittelkennzeichnung.

Was ist neu bei verpackten Produkten?
Die 14 Stoffen, die von der EU als Allergene mit besonderer Häufigkeit erkannt worden sind, müssen bei verpackten Produkten in der Zutatenliste zusätzlich noch einmal hervorgehoben werden. Diese Kennzeichnung kann durch Unterstreichung, farbliche Absetzung oder Fettdruck erfolgen.
Hier eine definitiv laktosehaltige Schokoladensorte von Rittersport, anhand der Zutatenliste kann man sehr gut erkennen, welche Allergene enthalten sind:

Gefüllte Vollmilchschokolade mit einer aufgeschlagenen Bourbon-Vanille-Creme (40%).
*Zutaten: Zucker, Palmfett, Kakaobutter, **Milch**zucker, Kakaomasse, Voll**milch**pulver, Mager**milch**pulver, **Butter**reinfett, **Sahne**pulver, Emulgator: Lecithine (**Soja**), natürliches Bourbon Vanille Aroma (**Milch**), extrahierte Vanilleschote (gemahlen), Bourbon Vanille Extrakt.*

Bei der Pfefferminz-Schokolade sieht das schon anders aus:

Gefüllte, dunkle Halbbitter-Schokolade mit Pfefferminz-Füllung (40%).
*Zutaten: Zucker, Kakaomasse, pflanzliches Fett (Palm, Kokos), Kakaobutter, Glukosesirup, Stabilisator: Sorbitsirup, **Butter**reinfett, Emulgator: Lecithine (**Soja**), Pfefferminzöl.*

Butterreinfett ist aus Milch gemacht und für Milchallergiker ist das eine wichtige Information. Aber: Butterreinfett ist laktosefrei und deshalb ist für uns Laktose-Intolerante diese Angabe verwirrend! Leider wird uns mit Laktoseintoleranz nach wie vor nichts anderes übrige bleiben, als die Zutatenliste genau zu lesen und nicht nur auf die besonders markierten Allergene zu achten – eine Unterscheidung in „enthält Milch“ und „enthält Laktose“ ist leider von dieser neuen EU-Vorschrift nicht angedacht.

Was ist neu bei Frischetheken und Bäckereien?

Frischetheken und Bäckereien (aber auch Restaurants, aber dazu später mehr) müssen in schriftlicher Form Auskunft über die Inhaltsstoffe geben. Wenn Du also unsicher bist oder dem Verkäufer nicht traust, kannst Du nach dieser Liste an der Theke fragen!

Laktosefreie Produkte im Supermarkt

Die Suche nach laktosefreien Produkten im Supermarkt kann je nach Einsortierung zu einer regelrechten Schnitzeljagd werden. Die Milchprodukte stehen natürlich in der Kühlung. Sollten sie nicht an einer Stelle zusammenstehen, findest Du sie bei der jeweiligen Warengruppe einsortiert. So versteckt sich die schmale Pappschachtel mit der kleinen Butterpackung von MinusL z.B. gerne mal zwischen den anderen großen Butterpaketen.
Mit der Zeit kennst Du jedoch die Verpackungen der Produkte und findest sie schneller.

Tipp: Schau auch mal nach, ob der Supermarkt oder Discounter eventuell eine Eigenmarke mit laktosefreien Produkten führt. Diese Eigenmarken sind teilweise deutlich günstiger.

Laktosefreie Produkte, die keine Kühlung brauchen, findest Du an sehr unterschiedlichen Stellen, z.B.:
Schokolade und Kekse können sowohl in der Süßigkeitenabteilung wie auch der Bioabteilung oder in der Abteilung für Spezialernährung (z.B. für Diabetiker stehen). Wenn Du Pech hast, sogar an allen drei Stellen. In der Süßigkeitenabteilung wiederum stehen sie mal zusammen, mal verteilt.
Die Sprühsahne kann sich in der Bioabteilung verstecken oder bei den anderen Sprühsahnen.

Am Anfang rennt man leider erst mal kreuz und quer durch den Supermarkt rennst. Nach dieser Orientierungsphase geht es aber deutlich schneller.

Käse kaufen

Es ist empfehlenswert, sich am Anfang erst mal langsam wieder an Käse ranzuwagen, z.B. mit Parmesan und drei Jahre alten Gouda. Es ist eine bröckelige Angelegenheit, aber durchaus ein neues und intensives Geschmackserlebnis.

Wenn das funktioniert, kannst Du Dich an ‚jüngeren' Käse rantasten. Viele Menschen mit eine Laktose-Intoleranz vertragen Hartkäse wie Bergkäse oder eben Parmesan, vor allem wenn sie mehr als sechs Monate, idealerweise zwölf Monate gereift sind. Hier gilt wie bei allem: selber testen, denn es gibt keine allgemein gültige Aussage.

Die Information, ob ein Käse laktosefrei ist, kann

- sichtbar vorne auf der Packung stehen
- auf der Rückseite platziert sein
- oder sich in der Nährwerttabelle verstecken.

Wenn bei verpacktem Käse in der Nährwerttabelle < 0,1g / 100g Kohlenhydrate bzw. Zucker steht, gilt dieser gemäß deutscher Auffassung als laktosefrei. Hier sind ein paar Beispiele für Nährwerttabellen von laktosefreien Käse, die Pfeile zeigen, wo sich die Information verbirgt:

Durchschnittliche Nährwerte pro 100g	
Brennwert	390 kcal
Eiweiß	26g
Kohlenhydrate	0g
Fett	32g

Durchschnittliche Nährwerte pro 100g	
Brennwert	390 kcal
Eiweiß	26g
Kohlenhydrate davon Zucker	0,5g < 0,1g
Fett	32g

Durchschnittliche Nährwerte pro 100g	
Brennwert	390 kcal
Eiweiß	26g
Kohlenhydrate davon Zucker Laktose	0,5g 0,1g < 0,1g
Fett	32g

Leider fehlt insbesondere bei Mozarella gerne mal die Nährwerttabelle auf der Verpackung, in diesem Fall solltest Du ihn nicht kaufen – egal wie gerne Du Tomaten mit Mozarella isst... Wenn Du Glück hast, führt Dein Supermarkt aber den Mozarella von MinusL!

Schau also immer auf die Kohlenhydrat-Angabe, ob der Käse wirklich laktosefrei oder laktosearm ist und teste, ob Du ihn verträgst.

Tipp: Käse-Fondue
Das Käse-Fondue von Emmi ist laktosefrei und wirklich nicht schlecht, wenn Du mal schnell etwas zaubern möchtest!
http://www.emmi-fondue.com/de/de/fondue/fondue-sortiment/

Mittlerweile haben die Hersteller erkannt, dass man mit dem Hinweis „laktosefrei" Käse besser verkaufen kann. Und so wirst Du auch mal einen Käse finden, bei dem zwar mehr als 0,1% Kohlenhydrate enthalten sind, die aber trotzdem wegen des Reifeprozesses laktosefrei sind.
Sicher, es ist eine Marketing-Maßnahme, aber es erleichtert uns Laktose-Intoleranten den Einkauf!

Unbedenkliche Produkte

Die einzigen Produkte, die Du bedenkenlos in den Wagen legen kannst, sind unverarbeitete bzw. reine Lebensmittel. Sobald aber eine Sauce hinzugefügt wurde oder ein spezieller Geschmack, musst Du die Inhaltsstoffliste lesen, sofern nicht ein „laktosefrei" auf der Packung prangt.

Bio-Lebensmittel sind nicht automatisch laktosefrei, lediglich wenn vegan drauf steht, kannst Du ohne Probleme zugreifen (denk dran: Veganer sind Freunde!).

Diese Lebensmittel sind von Natur aus laktosefrei:

- Obst
- Gemüse & Salat
- Gemüse- und Obstkonserven
- Gewürze und Kräuter (frisch oder getrocknet)
- Hülsenfrüchte
- Kaffee
- Tee (nicht aromatisiert)
- Fleisch
- Fisch
- Meeresfrüchte
- Eier
- Reis
- Nicht gefüllte Nudeln
- Getreideflocken (z.B. Haferflocken)
- Zucker
- Mehl
- Salz

- Pflanzenöl
- Reine Frucht- und Gemüsesäfte
- Wein
- Klare Spirituosen
- Bier

Positive Überraschungen und böse Fallen

Du wirst immer wieder sowohl positive Überraschungen wie auch böse Fallen erleben. Ich habe z.B. mal frischen Blätterteig zum Fertigbacken gefunden, der laktosefrei war – vom Rezept her gehört da ja eigentlich Unmengen von Butter rein!
Anderseits versteckt sich gerne dort Laktose, wo man sie nicht unbedingt vermutet. Ich habe schon Stunden vor dem Regal mit frischer Pasta verbracht, um laktosefreie Tortellini zu finden. Aber auch eine Zuckerschrift aus der Backabteilung, die ich ausnahmsweise mal nicht durchgelesen hatte (ist doch eh nur Zucker, Wasser und ein paar E-Nummern, dachte ich mir), stellte sich als hochgradig mit Milchzucker versetzt heraus.
Das wichtigste ist im Supermarkt leider: lesen, lesen, lesen. Aber mit etwas Übung wirst Du auch wieder schneller beim Einkaufen sein und vielleicht sogar ein neues Lieblingsprodukt finden!

In der Bäckerei

Bäckereien sind immer eine große Herausforderung. Wenn Du Glück hast, haben die Fachverkäufer(innen) richtig Ahnung und zeigen direkt auf laktosefreie Plunderteilchen. Meistens gibt es dann in dieser Filiale eine betroffene Kollegin oder die Tochter des Geschäftsführers hat eine Laktose-Intoleranz.

Leider gibt es auch hier die Kehrseite der Medaille. Eine so genannte Fachverkäuferin beugte sich vor Jahren auf meine Frage, ob der Möhrenkuchen Laktose enthielte, zum Kuchen runter und starrte ihn einige Sekunden lang an. Ich dachte zuerst, sie würde das Schildchen lesen oder unter der Theke nach einem Ordner kramen, doch stattdessen erhob sie sich wieder und meinte, sie denke schon, dass da Butter drin sei. Und sie konnte auch gar nicht verstehen, dass ich ihn dann nicht haben wollte.

Am Besten wissen die Verkäufer in Bio-Bäckereien und bei den Backtheken in Reformhäusern Bescheid. Diese Geschäfte haben Erfahrungen mit „ernährungstechnischen Grenzfällen“ und kennen sich mit ihren Produkten bestens aus. Wenn sie die Ware nicht kennzeichnen, haben sie zumindest immer die Liste mit den Inhaltsstoffen griffbereit.

Wie schon erwähnt gilt seit Dezember 2014 die neue Lebensmittelkennzeichnungsverordnung, so dass Du immer nach der Liste der enthaltenen Allergene fragen kannst. In den meisten Fällen klappt das mittlerweile auch sehr gut.

Ein weiterer Tipp sind die Backautomaten und Backtheken in Supermärkten. Weil die Ware verpackt verkauft wird, müssen die Inhaltsstoffe drauf stehen bzw. angegeben werden. Das hat mich davor bewahrt, eine Laugenbretzel bei Aldi Süd zu kaufen, dafür konnte ich aber mal einen Apfelkuchen mitnehmen, den ich eigentlich nur aus Spaß in die Hand genommen hatte.

Online einkaufen

Glücklicherweise gibt es mittlerweile einige Online-Shops, die sich auf Nahrungsmittel-Intoleranzen und Allergien spezialisiert haben. Viele Shops haben einen sehr praktischen Allergiefilter, so dass die Produktauswahl sehr vereinfacht wird.

Hier eine kleine Auswahl von Shops:

www.foodoase.de
Ein großer Shop mit einem Allergiefilter, bei dem man wählen kann, ob die Produkte laktosefrei und z.B. glutenfrei sein sollen! Auswählbar sind laktosefreie, glutenfreie, eifreie, sojafreie, nussfreie, hefefreie und fructosearme Lebensmittel.

www.laktosefrei.de
Dies ist der Spezial-Shop der Foodoase rein für die laktosefreien Lebensmittel. Wenn Du keine weiteren Lebensmittelunverträglichkeiten hast, ist hier das Einkaufen ein Kinderspiel!

www.allergiefreiessen.de
Ein sehr großere Shop mit dem folgenden Allergiefilter: Laktosefrei, glutenfrei und fructosearm, weitere einzelne Lebensmittelallergien können in der Detailsuche eingestellt werden.

www.querfood.de
Eigentlich ist dieser Shop auf glutenfreie Lebensmittel spezialisiert, dank des umfangreichen Allergiefilters finden aber auch wir dort interessante Produkte.

www.vegan-wondercake.de
Hier gibt es vegane (und dadurch laktosefreie) Torten!

www.keimling.de
Falls Du Dich mal mit Rohkost befassen möchtest, findest Du hier alles, was Du dafür brauchst.

www.purenature.de
Dieser Shop hat sich auf alles spezialisiert, was mit Allergien und Unverträglichkeiten zu tun hat. Neben Lebensmitteln findet man hier auch Kosmetik, Haushaltsreiniger, Elektrogeräte und sogar Möbel.

www.lebegesund.de
Hier gibt es vegetarische, vegane Produkte aus eigener Herstellung, ohne tierische Zutaten und ohne Nutztierhaltung.

www.smilefood.de
Bei diesem Shop kannst Du einfach alles bestellen, denn es gibt nur vegane Produkte. Und Veganer sind ja bekanntlich Freunde!

www.kleine-steinzeit.de
Für Menschen, die sich nach Paleo ernähren. Wenn Du mehr darüber wissen willst, schau mal auf meiner Ernährungsberater-Seite nach, ich folge dieser Richtung seit mehreren Jahren:
http://essen-mit-gefuehl.de/was-ist-paleo-ueberhaupt-meine-persoenliche-kurzfassung/

MEDIZINISCHE BETREUUNG

Eigentlich hatte ich erwartet, dass zumindest beim Arzt, in der Apotheke oder im Krankenhaus ich keine Probleme mit der Laktose-Intoleranz haben würde. Leider wurde ich hier sehr häufig enttäuscht. Denn auch hier muss man immer wieder auf die Laktose-Intoleranz hinweisen und sich sogar mit Ärzten oder Apothekern streiten, damit man laktosefreie Medikamente erhält.

Beim Arzt & in der Apotheke

Bei jedem neuen Arzt lege ich eine Kopie meines Diagnose-Briefes vor, so dass dieser gezwungen ist, auf meine Laktose-Intoleranz einzugehen. Da ich aber nicht erwarte, dass er sich das bei Hunderten von Patienten merken kann, erinnere ich ihn jedes Mal freundlich wieder daran, wenn er mir ein Medikament verschreibt. Achte darauf, dass er bei Rezepten das Feld ankreuzt, dass es genau dieses Medikament – das ohne Laktose – sein muss, denn nur dann bekommst Du es in der Apotheke und die Krankenkasse zahlt es auch.

Auch den Apotheker muss man freundlich darauf aufmerksam machen, dass man eine Laktose-Intoleranz hat. Die meisten sind sehr hilfsbereit und versuchen, Alternativen für Dich zu finden. Dies können Medikamente eines anderen Herstellers sein oder anstatt Tabletten zum Beispiel Tropfen oder Saft.

Tipp: Lass Dir eine Kopie vom Diagnose-Brief des Arztes, der bei Dir die Laktose-Intoleranz festgestellt hat, aushändigen und habe immer 2-3 Kopien davon griffbereit!

Laktosefreie Medikamente

Die Menge der Laktose in Medikamenten ist eher gering. Doch je nachdem, wie viele Medikamente Du nehmen musst oder wie empfindlich Du auf die darin enthaltene Laktose reagierst, solltest Du Dich nach laktosefreie Alternativen umschauen. Mittlerweile gibt es zum Beispiel sehr viele laktosefreie Schmerztabletten. Produkte wie Aspirin, Ibuprophen usw. werden beispielsweise von Bayer und Ratiopharm laktosefrei hergestellt.

Anti-Allergie-Medikamente

Bei Anti-Allergie-Tabletten wird das ganze etwas schwieriger. Ein laktosefreies und freiverkäufliches Produkt konnte ich bislang nicht finden, lediglich die verschreibungspflichtigen Tabletten Telfast (120 mg Filmtabletten, Fexofenadinhydrochlorid, PZN 8540322) von sanofi aventis sind meines Wissens laktosefrei. Ich vertrage sie zum Glück sehr gut, und mich machen sie auch kaum müde. Eine weitere Alternative sind natürlich Tropfen, die ich für unterwegs allerdings eher unpraktisch finde.

Die Pille

Auch hier habe ich bisher nur zwei Präparate gefunden, die Enriqa:
http://www.jenapharm.de/unternehmen/praeparate/gebrauchsinfo/enriqa.pdf

und die Maxim:
http://www.jenapharm.de/unternehmen/praeparate/gebrauchsinfo/maxim.pdf

Viele werden die normale Pille aber sehr wahrscheinlich vertragen, da sie nur wenig Laktose enthält, aber das ist individuell sehr unterschiedlich.

Zäpfchen

Auch Zäpfchen können Laktose enthalten, wenn auch sehr selten. Bei Scheidenzäpfchen oder Tabletten für Frauen ist das überhaupt kein Problem, da hier die „Verarbeitung" ja sehr weit weg vom Darm geschieht. Bei den anderen Zäpfchen solltest Du auch keine Problemen bekommen, da ja der Dickdarm auf die Laktose reagiert und nicht der Enddarm, an dessen alleruntersten Ende das Zäpfchen steckt.

Im Krankenhaus

Auch das Krankenhaus kann zur Laktose-Falle werden. Hier ein paar Tipps, wie Du sicher die Zeit im Krankenhaus überstehen kannst:

- Gib bei Deiner Einweisung eine Kopie Deiner Diagnose ab, so dass sie am Besten vorne in Deine Patienten-Akte geheftet wird.
- Sag auch dem Personal auf Deiner Station, dass Du eine Laktose-Intoleranz hast.
- Lass die Ernährungsberaterin/den Ernährungsberater kommen und besprich mit demjenigen Deine Einschränkungen. Dieser wird es dann an die Krankenhausküche weitergeben.
- Denk daran: die Krankenhaus-Küche ist ein Großbetrieb, und es passieren Fehler. Meistens ist es nicht die eigentliche Mahlzeit, sondern z.B. das verpackte Brot oder ein Nachtisch, über das nicht richtig nachgedacht wurde. Halte also die Augen offen.
- Wenn Du geplant ins Krankenhaus gehst, frag vorher nach, ob das Krankenhaus Dir entweder laktosefreie Milch etc. zur Verfügung stellt oder Du eigene Lebensmittel mitbringen darfst. Ich habe zum Beispiel nach meiner Entbindung Milch und Joghurts im Stationskühlschrank gebunkert und konnte so ohne Probleme frühstücken.

Platz für Notizen

LAKTOSEFREI KOCHEN

Vor ein paar Jahren hätte ich Dir vielleicht noch ein spezielles Kochbuch für Laktose-Intoleranz empfohlen, aber mittlerweile sind wir hier in Deutschland in der komfortablen Lage, schon sehr viele laktosefreie Produkte zur Verfügung zu haben.

Du kannst im Grunde alle Rezepte weiterhin nutzen und musst nur die laktosehaltigen mit laktosefreien Produkten ersetzen.

Ich habe nur wenige Ausnahmen finden können:

- Solltest Du in einem Rezept z.B. auf Creme Fraiche stoßen, kannst Du einfach Schmand nehmen.

- Ricotta enthält zwar wenig Milchzucker (bis maximal 0,8g/100g), aber ist eben nicht laktosefrei. Je nach Rezept kann man den Ricotta mit Frischkäse und/oder Quark ersetzen, aber das solltest Du vorher ausprobieren, bevor Du es Gästen servierst...

- Eine weitere Zutat, die schwierig zu ersetzen ist, ist ein Sahnelikör. Hier hilft nur Selbermachen, was je nach Rezept etwas Vorplanung bedarf.

Wenn Du gute Rezepte suchst, schau mal auf www.chefkoch.de!

Aber ich kann doch gar nicht kochen!

Wenn Du Dich bis jetzt von Tiefkühlgerichten und Pizza ernährt hast, solltest Du die Diagnose Laktoseintoleranz als Chance nutzen, auf etwas gesündere Ernährung umzusteigen.

Ich möchte Dir hier keine Ideologie aufdrücken und auch die Tiefkühlpizza nicht verteufeln, denn falls es mal schnell gehen muss, sind sie gut zu gebrauchen. Aber ich habe mich so an das Kochen mit frischen Zutaten gewöhnt, dass mir Fertiggerichte eben gar nicht mehr richtig schmecken.

Und Kochen ist wirklich nicht schwer.

Es gibt sehr gute Kochbücher besonders für Anfänger, hier drei Beispiele:

- Jamie Oliver: Jamies Kochschule.
- Jeder kann kochen - Kochen - so einfach geht's: Das Grundkochbuch in 1000 Bildern
- Lafers große Kochschule

Meine Lieblingskochbücher sind im Moment:

- Das Paleo-Prinzip - Fit, gesund und schlank mit über 130 Rezepten von Boris Leite-Poco und
- The Paleo Approach Cookbook: A Detailed Guide to Heal Your Body and Nourish Your Soul von Sarah Ballantyne

Der beste Einstieg ins Kochen kann sowohl ein Lieblingsgericht sein als auch etwas, was Du schon immer mal essen wolltest. Ich habe das Kochen mit Sushi angefangen, da es Anfang der 90er Jahre noch nicht sehr viele Sushi-Restaurants gab und sie zudem irrsinnig teuer waren. Also habe ich mir ein Kochbuch gekauft und meine ersten Röllchen gemacht. Sie sind bei den ersten Versuchen zwar noch auseinander gefallen, aber es war ein Riesenspaß!

ESSENGEHEN

Auswärts zu essen
ist leider immer noch
eine der größten Herausforderungen mit
einer Nahrungsmittelunverträglichkeit.

5 Strategien, wie das Essen gehen einfacher wird

Seit Dezember 2014 gilt die neue Lebensmittelkennzeichnungsverordnung. Alle Restaurants müssen ihre Kunden informieren, was genau in dem einzelnen Gericht zu finden ist und ihre Speisen kennzeichnen. Leider wird das sehr unterschiedlich gehandhabt, von vorbildlichen Kennzeichnungen bis zur Aussage, dass in in jedem Essen alls Allergene enthalten seien. Bis sich das also wirklich durchgesetzt hat, wende diesen 5 Strategien an, damit Dir das Essen gehen einfacher fallen wird:

Strategie Nr. 1: Zum Koch vordringen

Die allerbeste Strategie ist, direkt zum Koch vorzudringen. Die Bedienung ist meistens im Stress und hat nicht wirklich Lust oder Zeit, sich um „Extra-Würste" zu kümmern. Wenn der Koch aber der Inhaber des Restaurants ist, hast Du den Jackpot geknackt, denn dann will er in der Regel, dass Du ein zufriedener Gast bist, der sein Restaurant weiterempfiehlt und wieder kommt. Und selbst wenn der Koch nur angestellt ist, hat er meistens eine Art Koch-Ehrgefühl und sieht es als Herausforderung an, etwas ohne Laktose für Dich zu kochen.

Mit diesen beiden Methoden kannst Du schnell zum Koch vordringen:

- Sehr gut klappt bei mir, der Bedienung einfach zu sagen, dass ich eine Laktose-Intoleranz habe und dass sie doch in der Küche nachfragen soll, was ich essen kann, bevor ich sie fünf Mal hin und her laufen lasse. Das macht die Bedienung meist so glücklich, dass sie direkt in die Küche abrauscht – immerhin erspare ich ihr ja noch mehr Lauferei!

- Erstelle Dir bei www.delicardo.de eine sogenannte Foodcard, die Visitengröße haben, aus festerem Papier sind und sehr offiziell wirken. Diese Karte soll die Bedienung dem Koch geben, damit er Dir Empfehlungen aussprechen kann.

Bei beiden Methoden kommt je nach Qualität des Restaurants meistens nur eine kleine Liste mit Speisen, die sie nicht laktosefrei zubereiten können, zurück. In diesem Moment heißt es dann flexibel zu sein – was man ja schließlich auch vom Koch erwartet. Also verzichtet man z.B. auf die Rahmsoße und nimmt eine Bratensoße zum Fleisch und anstatt des Kartoffelpürees gibt es dann Bratkartoffeln.

Strategie Nr. 2: Vorher anrufen

Bei sehr teuren Restaurants oder auch bei Familien- oder Betriebsfeiern ist es sinnvoll, das Restaurant (oder den Caterer) 3-4 Tage vorher anzurufen und sich anzukündigen. So hat das Restaurant Zeit, sich auf Dich einzustellen und eventuell einen Extra-Teller für Dich herzurichten.

Ich mache das vor allem, wenn ich beruflich auf Konferenzen fahre. Meistens sage ich dem Veranstalter eine Woche vorher Bescheid, der es dann dem Hotel weitergibt, in dem die Konferenz stattfindet.

Strategie Nr. 3: Sich beschweren oder das Lokal verlassen

Falls Dich die Bedienung nicht ernst nimmt oder Dein Extra-Teller nur aus gekochten Gemüse und drei Kartoffeln besteht, hilft nur eins: Sag Deine Meinung und beschwere Dich! Ich habe bei einer Konferenz einen solch traurigen Extra-Teller bekommen, da sich ausnahmsweise die Küche mal keine Mühe gemacht hat – sie gaben dann zu, keine Ahnung von der Materie zu haben. Also habe ich der Bedienung klar gemacht, was für eine Zumutung das sei und dass ich davon auch nicht satt werden würde. Das Ergebnis war ein wunderbar gebratenes Stück Fleisch mit einer Beilage.

Gleiches gilt, wenn die Bedienung Dich nicht ernst nimmt. Lass zur Not den Geschäftsführer kommen. Ich habe mal einem Restaurantbesitzer angedroht, dass ich dann lieber zu McDonalds um die Ecke gehe, als Speisen zu essen, von denen mir schlecht werden würde. Dies war ihm natürlich sehr peinlich, weil zumindest die Gäste um uns herum es mitbekommen haben. Es wurde dann übrigens doch noch ein sehr schöner Abend mit einem sehr guten Essen.

Wenn alles nicht hilft, gibt es nur noch eine Möglichkeit: Verlasse das Lokal. Ich habe das zum Glück nur einmal machen müssen, aber ich sehe es nicht ein, viel Geld für ein Essen auszugeben, von dem ich mich noch Stunden später elend fühle.

Strategie Nr. 4: Chinesisch, koreanisch oder japanisch essen

Meines Wissens sind diese asiatischen Restaurant-Arten die sichersten für uns. In allen drei Ländern ist die Laktose-Intoleranz sehr weit verbreitet, so dass sich im chinesischen und koreanischen Essen bis auf den Nachtisch (Vanilleeis!) noch nie etwas mit Milch-Anteilen gefunden habe. Bei Sushi muss man nur aufpassen beim Omelette, das schon mal Milch enthalten kann, sowie bei der California Rolls, die je nach Rezept mit Frischkäse zubereitet werden. Auch das Matcha-Eis enthält meistens Milch oder Sahne. Ansonsten ist diese Küche ein Garant für ein stressfreies Essen.

Achtung: dies gilt leider nicht für die indische Küche.

Strategie Nr. 5: Laktase-Tabletten
Wenn Du zu den Glücklichen gehörst, die mit Laktase-Tabletten klar kommen, dann kannst Du Dir den Restaurant-Besuch auch damit ermöglichen. Denk nur dran, die Tabletten unmittelbar vor dem Essen einzunehmen, am besten mit einem Schluck Wasser. Oder wenn Du Pulverkapseln hast, kannst Du diese auch öffnen und das Pulver über dem Essen verstreuen.

Der große Fluch: Büffets

Büffets sind der große Fluch für Menschen mit Nahrungsmittelunverträglichkeiten und Allergien. Man steht vor einer riesigen Auswahl an Speisen und hat keine Ahnung, welche man davon essen kann. Wenn dann bei großem Andrang noch ein Zeit- und Entscheidungsdruck entsteht, artet ein Büffet in Stress aus. Aber auch hier gibt es einen einfachen Ausweg: vorher fragen! Je nach Veranstaltung kann man entweder beim Organisator nachfragen, der dann mit der Küche spricht oder sich selbst bis zum Catering durchfragen. Ich lasse mich mittlerweile regelmäßig in ein Büffet einweisen, so dass ich weiß, was ich essen kann und was nicht. Wahlweise bin ich aber auch mit meinem Extra-Teller zufrieden, was den Vorteil hat, dass ich mich nicht in die Schlacht ums Büffet werfen muss.

Achte darauf, dass Du mit dem Verantwortlichen, z.B. dem Koch oder dem Geschäftsführer sprichst, der wirklich Ahnung davon hat, was auf dem Büffet steht und was drin ist. Das normale „Laufpersonal" hat meistens leider keine Ahnung, wie Speisen hergestellt wurden.

Tipp: Wenn das Büffet bei Freunden steht oder Du selber ein Party-Büffet aufbaust, markier doch einfach die laktosefreien bzw. die laktosehaltigen Speisen mit kleinen Deko-Fähnchen.

Wenn es mal schnell gehen soll: Fast Food

Wenn es mal schnell gehen muss, hast Du – wie ich auch – wahrscheinlich zwischendurch mal zu einem Burger oder einer Pommes gegriffen. Keine Sorge, das geht immer noch, auch wenn es ziemlich eingeschränkt ist.
In Deutschland kann man bei den Fast Food-Ketten zum Glück eigentlich immer die Pommes Frites essen. In den USA ist das übrigens anders, da enthalten selbst diese Milchzucker! Im Zweifel also immer nachfragen.
Da sich die Zutatenliste immer wieder ändern, verzichte ich darauf, sie hier abzudrucken. Bitte frage im jeweiligen Restaurant nach der Zutatenliste bzw. Allergentabelle.

Die Döner / Wurst-Bude um die Ecke

Hier gilt leider auch wieder: fragen und nerven. Normalerweise ist im Döner-Fleisch kein Milchzucker enthalten, in den Joghurt-Saucen natürlich schon. Am Einfachsten holt man sich bei akuter Döner-Lust einfach zwischendurch eine Portion Fleisch und isst es zu Hause mit einer selbstgemachten Sauce. Wie schon beschrieben sollten die Listen mit den Allergenen vorhanden sein. Zur Zeit sieht die Realität aber noch anders aus. Und gerade auf einer Kirmes mit Riesenandrang sollte man vermeiden, noch mehr Stau zu produzieren. Denn eine Aushilfe, die schon seit gefühlten 48 Stunden am Stück im Bratdunst steht und sich nur nach einer Dusche und ihrem Bett sehnt, hat verständlicherweise keine Lust, den Laktose-Gehalt der Würstchen zu ermitteln.

Eine rühmliche Ausnahme gibt es aber: die Wurstbude vor den Ikea-Einrichtungshäusern. Hier findest Du eine Tafel mit allen Inhaltsstoffen, sogar vom Ketchup. Die Bratwürstchen sind hier laktosefrei.

Kaffee-Klatsch

Neben den Fastfood-Ketten haben auch die Kaffee-Ketten wie Starbucks, McCafe und anderen wie z.B. Cafetiero erkannt, dass laktosefreie Milch von den Kunden erwünscht ist. Bei Tchibo gibt es mittlerweile auch einige Filialen, die laktosefreie Milch führen.

Bei den Bäckereien mit Kaffeeausschank hat man jedoch nur selten Glück, wenn man seinen Kaffee mit Milch trinken möchte.

Sag bei Deiner Bestellung immer, dass Du Dein Getränk ohne Sahne möchtest – und achte darauf, dass Du ihn auch ohne Sahne erhältst. Mir passiert es immer wieder, dass ich trotzdem Sahne auf meinem Kaffee vorfinde. In diesem Fall gebe ich ihn wieder zurück, was bisher auch nie ein Problem war.

Vorsichtig solltest Du beim Sirup sein, gerade die dickflüssigeren Sorten enthalten häufig Laktose.
Also: lieber nachfragen.

Die Snacks, der Kuchen und das Gebäck sind jedoch leider weiterhin tabu. Manchmal hat man Glück und es gibt einen Obstsalat ohne Joghurt oder auch einen abgepackten Keks, der nur Butterreinfett enthält. Das war es aber leider auch schon.

Wenn man mal wirklich der Versuchung nicht widerstehen kann und ein Brownie essen möchte, bestellt man einen laktosefreien Kaffee und nimmt eine Laktase-Tablette für den Kuchen. Die Barista schauen zwar immer etwas merkwürdig, denn der Brownie ist ja garantiert nicht laktosefrei. Dann erklärt man ganz freundlich, dass man mit der Tablette nur begrenzt Laktose ausgleichen kann und auf diese Art etwas Laktose vermeiden kann. Die meisten Barista hören sehr genau zu und geben diesen Tipp sogar weiter.

Urlaub mit Laktoseintoleranz

Wenn es Dir wie mir geht, möchtest Du einen entspannten Urlaub haben und nicht mehrere Tage oder sogar Wochen lang täglich auf die Tabletten zurückgreifen müssen. Aber auch hier gibt es Mittel und Wege, wie man die schönste Zeit des Jahres genießen oder Geschäftsreisen ohne größere Probleme überstehen kann.

In diesem Kapitel möchte ich Dir 4 Strategien vorstellen, wie Du unbesorgt Urlaub machen kannst:

Strategie Nr. 1: Ferienwohnung/Wohnwagen

Die einfachste, wenn auch nicht immer komfortabelste Variante für den Urlaub ist eine Ferienwohnung. So ist man nicht auf die Verpflegung eines Hotels angewiesen, sondern kann sich die laktosefreien Produkte entweder von zu Hause aus mitnehmen oder vor Ort kaufen.

Selbst in Venedig habe ich in einem kleinen Supermarkt laktosefreie Milch und Joghurt gefunden! Die Ferienwohnung ist so der Weg des geringsten Widerstandes, macht aber natürlich auch am meisten Arbeit. Gleiches gilt natürlich auch für einen Wohnwagen.

Strategie Nr. 2: Laktosefreie Hotels

Zum Glück hat die Hotellerie in Teilen schon erkannt, dass es wichtig und geschäftsfördernd ist, sich auf ein Klientel mit besonderen Anforderungen einzustellen.

Besonders erwähnenswert sind dabei die über 30 Hotels der Kette der Ringhotels, die mit MinusL kooperieren und ein laktosefreies Frühstück anbieten - die meisten dieser Hotels können auch weitere laktosefreie Mahlzeiten kochen, wenn man

sich vorher bei ihnen meldet (siehe die nächste Strategie!).
http://www.ringhotels.de/de/kooperation/Lactosefrei/

Besonders die Hotels in der Schweiz und in Österreich sind auf Menschen wie uns eingerichtet, so dass Du hier mit einer einfachen Google-Suche (z.B. laktosefrei hotel österreich) sehr schnell Hotels findest, die laktosefreie Kost anbietet.

Eine ständig wachsende Liste an Hotels, die auf Menschen mit Laktose-Intoleranz eingestellt sind, findest Du auch auf meiner Webseite: www.laktosefreie-Hotels.de

Strategie Nr. 3: Mit den Hotels reden

Bislang habe ich mir sehr oft Milch und etwas Butter ins Hotel mitgebracht, da es selbst in einer kleinen Pension kein Problem ist, diese im Kühlschrank oder Kühlraum der Küche einlagern zu lassen. Allerdings habe ich mittlerweile immer häufiger die Rückmeldung erhalten, dass ich doch einfach vorher Bescheid geben solle, dann hätte das Hotel die Produkte besorgt.

Deshalb die ganz einfache Strategie: egal über welchen Weg Du ein Hotel buchst, rufe dort an und frag nach, ob sie Dir zumindest laktosefreie Milch und Butter besorgen können. Falls Du über einen

Reiseveranstalter buchst, gib diesem Bescheid, dann können sie das für Dich organisieren – besonders wichtig, wenn Du in ein Land fährst, dessen Sprache Du nicht sprichst!

Strategie Nr. 4: Fremde Sprachen

Schwierig wird das Reisen natürlich in Länder, deren Sprache man nicht spricht. Zumindest im kleinen Rahmen kann man sich mit einer internationalen Allergiekarte behelfen.
Auf der Seite von food-info.net kann man sich seine Muttersprache und die zu übersetzende Sprache auswählen und findet unter anderem auch Japanisch in der Sprachenliste. Sehr gut an dieser Liste ist, dass 18 Wörter aus dem Bereich „Milch" enthalten sind, so auch „Laktose-Intoleranz" und „Butter".
http://www.food-info.net/allergy.htm

Tipp: Wenn Du in die USA, Osteuropa oder nach Israel fährst, schau mal, ob Du ein koscheres Restaurant findest.

Denn nach den jüdischen Reinheitsgeboten darf Fleisch nicht zusammen mit Milch verspeist werden, so dass jegliche Fleischgerichte für uns genießbar sind! Wenn es Dich genauer interessiert, hier wird das jüdische Speisegesetz erklärt:
http://www.hagalil.com/judentum/koscher/kaschruth.htm

Was tun bei Langstreckenflügen?

Du kannst sehr häufig schon bei der Buchung angeben, ob Du ein spezielles Essen bestellen möchtest. Dies hängt aber von der Fluglinie ab und über welchen Weg (Online, Telefon, Reisebüro usw.) Du den Flug buchst. Bei der Lufthansa kannst Du z.B. direkt im Reisebüro, bei den Lufthansa Airport Ticket Teams oder telefonisch beim Lufthansa Service Center das Sonderessen bestellen.

Wenn Du nicht im Reisebüro bestellst, ist es am einfachsten, direkt nach der Buchung die angegebene Service-Rufnummer der jeweiligen Fluglinie anzurufen. Diese findest Du in der Buchungsbestätigung.

Bei mir hat das bis jetzt nur einmal nicht geklappt mit dem Sonderessen, der Caterer hatte ein vegetarisches Essen geliefert, das aber garantiert nicht laktosefrei war. Ich hatte für den Notfall sowieso schon Obst und Nüsse eingepackt, was bei einem 9-Stunden-Flug zwar zu wenig, mir aber immer noch lieber war, als die Bord-Toilette für den Großteil des Fluges in Beschlag zu nehmen. Die Stewardess hat aber super reagiert und mir kurz nach dem Start ganz spontan Folienkartoffeln gemacht!

Platz für Notizen

DIE LAKTOSEINTOLERANZ ALS CHANCE

Wir sind nun am Ende dieses Ebooks angekommen. Ich hoffe, ich konnte Dir den Einstieg in ein laktosefreies Leben erleichtern und Dir auch die ein oder andere Sorge nehmen.

Du wirst wahrscheinlich sehr viel bewusster mit Deiner Nahrung umgehen als vor Deiner Diagnose, was ich als große Chance sehe. Wir sind so sehr daran gewöhnt, uns ganz schnell irgendetwas „reinzuschieben", dass wir unser Essen gar nicht mehr richtig wahrnehmen.

Leider wirst Du auch immer mal wieder einen Rückschlag erleben und etwas mit Laktose erwischen. Aber egal, wie schlecht es Dir in diesem Moment geht: Du weißt, woran es liegt und dass es relativ schnell wieder vorbei sein wird!

Neben dem gesundheitlichen Aspekt finde ich das auch persönlich sehr schade, denn Essen ist neben der Notwendigkeit auch eine sehr schöne und genussvolle Tätigkeit.

Lass Dich deshalb weder im Supermarkt, noch in Restaurants und Hotels und vor allem nicht von Freunden und Familie unterkriegen. Es geht um Deinen Körper und Dein Wohlbefinden und Du bist dafür verantwortlich.

Die Palette der laktosefreien Waren hat sich in den letzten Jahren sehr erweitert und die Firmen entwickeln weiter neue Produkte für uns. Eine Laktose-Intoleranz ist nicht das Ende der Welt – sondern häufig der Beginn einer neuen.

Ich wünsche Dir viel Glück und einen guten Start in Dein laktosefreies Leben. Wenn Du Fragen hast,

Dich über neue laktosefreie Produkte oder sonstige Neuheiten informieren möchtest, schau doch einfach mal bei mir im Blog oder in der Facebookgruppe vorbei!

Außerdem biete ich spezielles Coach für Menschen mit Laktoseintoleranz und anderen Allergien und Intoleranzen an. Mehr dazu auf meiner Food Coach-Webseite:
http://www.essen-mit-gefuehl.de/coaching/

Julia Stüber
Food Coach

Blog:
http://www.einfach-laktosefrei-leben.de

Facebookseite:
https://www.facebook.com/einfachlaktosefreileben

Facebookgruppe:
https://www.facebook.com/groups/einfachlaktosefreileben/

ÜBER MICH

Ich bin Jahrgang 1973, verheiratet und Mutter, wurde in Bonn geboren und studierte dort Germanistik und Computerlinguistik. Neben dem Studium sammelte ich journalistische Erfahrungen u.a. beim Radio.

Beruflich entschied ich mich nach dem Studium, in die sich gerade entwickelnde Internet-Branche einzusteigen und habe seitdem als Webdesignerin, Projektmanagerin, Internet-Verantwortliche eines Verlages und Online Shop Managerin gearbeitet.

Anfang 2009 erhielt ich die Diagnose Laktose-Intoleranz und fing am selben Tag an, darüber zu bloggen. So konnte ich meine Leidenschaft fürs Schreiben mit der für Webprojekte verbinden. 2013 kam die Diagnose Zöliakie dazu, so dass das Thema Ernährung immer wichtiger wurde. Seit Sommer 2014 ernähre ich mich nach den Prinzipien des Paleo und mache Yoga und Ba Duan Jin.

Mein größter Traum? Mal einen Tag essen zu können, was ich will.

Meine Mission: Menschen mit Nahrungsmittelunverträglichkeiten, Allergien und Zöliakie zu helfen, besser damit umgehen zu können - sowohl auf fachlicher wie auch emotionaler Ebene.

Meine Ausbildungen:

- Food Coach IFE, Oktober 2016
- Paleo Nutritionist Diploma (Centre of Excellence online), Feburar 2014
- Ernährungsberaterin IFE, Dezember 2014
- Mentale Schlankheitstrainerin IFE, Dezember 2014
- Die glutenfreie Ernährung, Grundlagen der Zöliakie Teil 1 & 2 bei Dr. Schär, November 2014
- Food, Nutrition & Your Health, Open2Study, April 2014
- Psychologischen Beraterin ALH, Juni 2003

GUTSCHEIN FÜR DEN VIDEO-KURS BEI UDEMY

Auf der Internet-Plattform Udemy ist ab sofort ein Video-Kurs von mir erhältlich, der Menschen helfen soll, die von Lebensmittelallergien, aber auch Laktose- und Histaminintoleranz sowie Zöliakie betroffen sind, besser mit ihren Einschränkungen umzugehen, vor allem auf emotionaler Ebene.

Denn es gibt online sehr viel Wissen über die einzelnen Allergien und Intoleranzen, also zum Beispiel was man essen kann und was nicht, welche Restaurants geeignet sind, wie man zu einer Diagnose kommt usw. Aber es gibt keine Hilfe, wie man mit dem Gefühlschaos klarkommen soll, das einem nach einer Diagnose unweigerlich treffen wird. Wer zum Beispiel von Zöliakie nicht betroffen ist, versteht nicht, wie geradezu schmerzhaft der Geruch von frischgebackenen Brötchen sein kann, wenn man an einer Bäckerei vorbeigeht. Deshalb habe ich diesen Kurs erstellt, um Dir zu zeigen, wie Du mit den drei Hauptemotionen – Verzweiflung, Wut und und Schuldgefühle – umgehen kannst.

Der Kurs teilt sich in drei Teile. Zunächst stelle ich Dir die drei Hauptemotionen vor. Dann folgt eine kurze Einführung in das Konzept der Achtsamkeit, da dies für mich eines der geeignetsten Mittel ist, um mit den negativen Gefühlen besser zurecht zu kommen. Anschließend gibt sie klare

Handlungsanweisungen, Übungen sowie 4 geführte Meditationen.

Der Kurs kostet normalerweise 25 €, aber als Dank dafür, dass Du dieses Buch gekauft hast, bezahlst Du mit dem Coupon BUCH10 nur 10 Euro!

www.udemy.de

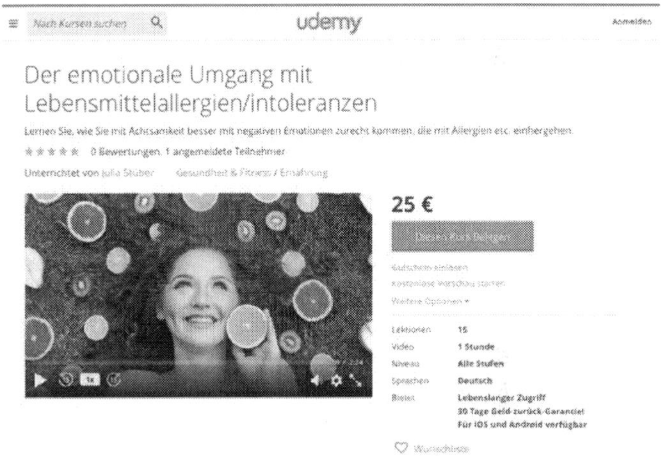

22247912R00078

Printed in Poland
by Amazon Fulfillment
Poland Sp. z o.o., Wrocław